Effet du génotype PRP chez des ovins

Cindy Gervais

Effet du génotype PRP chez des ovins

Inoculés par voie orale et intra-cérébrale avec une souche de tremblante naturelle

Presses Académiques Francophones

Impressum / Mentions légales

Bibliografische Information der Deutschen Nationalbibliothek: Die Deutsche Nationalbibliothek verzeichnet diese Publikation in der Deutschen Nationalbibliografie; detaillierte bibliografische Daten sind im Internet über http://dnb.d-nb.de abrufbar.
Alle in diesem Buch genannten Marken und Produktnamen unterliegen warenzeichen-, marken- oder patentrechtlichem Schutz bzw. sind Warenzeichen oder eingetragene Warenzeichen der jeweiligen Inhaber. Die Wiedergabe von Marken, Produktnamen, Gebrauchsnamen, Handelsnamen, Warenbezeichnungen u.s.w. in diesem Werk berechtigt auch ohne besondere Kennzeichnung nicht zu der Annahme, dass solche Namen im Sinne der Warenzeichen- und Markenschutzgesetzgebung als frei zu betrachten wären und daher von jedermann benutzt werden dürften.

Information bibliographique publiée par la Deutsche Nationalbibliothek: La Deutsche Nationalbibliothek inscrit cette publication à la Deutsche Nationalbibliografie; des données bibliographiques détaillées sont disponibles sur internet à l'adresse http://dnb.d-nb.de.
Toutes marques et noms de produits mentionnés dans ce livre demeurent sous la protection des marques, des marques déposées et des brevets, et sont des marques ou des marques déposées de leurs détenteurs respectifs. L'utilisation des marques, noms de produits, noms communs, noms commerciaux, descriptions de produits, etc, même sans qu'ils soient mentionnés de façon particulière dans ce livre ne signifie en aucune façon que ces noms peuvent être utilisés sans restriction à l'égard de la législation pour la protection des marques et des marques déposées et pourraient donc être utilisés par quiconque.

Coverbild / Photo de couverture: www.ingimage.com

Verlag / Editeur:
Presses Académiques Francophones
ist ein Imprint der / est une marque déposée de
OmniScriptum GmbH & Co. KG
Heinrich-Böcking-Str. 6-8, 66121 Saarbrücken, Deutschland / Allemagne
Email: info@presses-academiques.com

Herstellung: siehe letzte Seite /
Impression: voir la dernière page
ISBN: 978-3-8381-4786-4

Zugl. / Agréé par: Thèse : 2011 - TOU 3 - 4010

TABLE DES MATIERES

TABLE DES ILLUSTRATIONS

TABLE DES TABLEAUX

PREMIERE PARTIE : ETUDE BIBLIOGRAPHIQUE

1. LA TREMBLANTE : ARCHETYPE DES ENCEPHALOPATHIES SPONGIFORMES SUBAIGUES TRANSMISSIBLES (E.S.S.T.)

1.1. Les E.S.S.T chez l'Homme et l'animal

Première Encéphalopathie Spongiforme Subaigüe Transmissible décrite, la tremblante des petits ruminants peut être considérée comme l'archétype des maladies à prions. Cette maladie neuro-dégénérative est connue depuis plus de 200 ans (1732) et représente un modèle d'étude des ESST.

Les ESST sont décrites dans plusieurs espèces animales, notamment chez l'Homme : maladie de Creutzfeldt-Jakob sporadique (1921) et son nouveau variant (1996), Kuru, syndrome de Gerstmann-Straüssler-Scheinker, Insomnie Fatale Familiale… ; les bovins : Encéphalopathie Spongiforme Bovine (ESB, 1986) ; les cervidés sauvages (Maladie du Dépérissement Chronique ou 'Chronic Wasting Disease', 1965) ; les visons d'élevage ; les félidés…

1.2. Caractéristiques cliniques et lésionnelles

❖ Caractéristiques cliniques

La tremblante naturelle touche préférentiellement les ovins (*Ovis aries*), mais peut également survenir chez les caprins (*Capra hircus*) et les mouflons (*Ovis musimon*). La répartition géographique mondiale de la tremblante est très large à l'exception notable de l'Australie et la Nouvelle-Zélande.

Au sein des troupeaux atteints, l'incidence annuelle de la maladie est très variable, pouvant aller de 1% (cas sporadiques) jusqu'à 20 à 30% (formes enzootiques).

8

Les animaux sont généralement atteints entre 2 et 6 ans (âge d'atteinte préférentielle entre 18 et 30 mois) (figure n°1), même si de rares cas ont été rapportés dès l'âge de 1 an (*Joubert et al., 1972*) ou encore à plus de 11 ans (Detwiler et Baylis, 2003). La tremblante touche indifféremment les ovins des deux sexes.

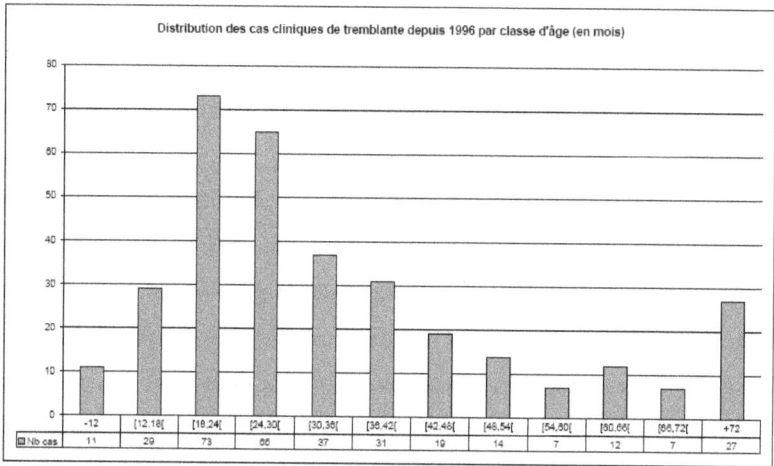

Figure 1 : Répartition des cas de tremblante français de 1996 à 2006 en fonction des catégories d'âge de détection de la tremblante (Annexe 1 de l'avis de l'AFSSA du 20/07/06, saisine 2006-SA-0099).

La durée d'évolution clinique de la maladie est généralement longue, de quelques semaines à plusieurs mois (*Machen, 2001*). De rares cas ont été décrits avec une durée d'évolution rapide, inférieure à deux semaines (*Clark et Moar, 1992*). L'évolution est lente et progressive avec des phases d'aggravation au cours du temps, parfois entrecoupées de périodes de stagnation. Ces phases de « rémission apparente » peuvent correspondre soit à une rémission temporaire de la maladie, soit, plus généralement, à la guérison d'une maladie intercurrente (*Schelcher et al., 2002*).

Les symptômes de la tremblante sont essentiellement dominés par des troubles nerveux (*Dickinson, 1976* ; *Clark, 1980* ; *Clark et Moar, 1992* ; *Detwiler, 1992*) :

- troubles locomoteurs, mouvements anormaux : incoordination motrice avec une démarche titubante évoluant au cours du temps ; le pas accéléré est caractéristique avec un trot des antérieurs et un galop des postérieurs, ou un lever exagéré des antérieurs. Les tremblements sont des signes tardifs, ils se localisent généralement au niveau de la tête et sont de faible intensité ; ils peuvent s'accompagner de balancements anormaux de la tête,

- modifications du comportement : isolement, hyperexcitabilité, inquiétude, anxiété…

- prurit : frottements sur les barrières ou sur les murs, mordillements des membres. La toison se trouve dépenaillée (délainement). Les animaux ont un rictus particulier lors du grattage manuel de la zone lombaire (figure n°2). Le grattage débute par les régions de la tête, du dos, des flancs puis de la croupe. Ce rictus s'accompagne de mâchonnements et d'un léchage excessif. Le prurit est d'origine neurosensorielle et est associé au syndrome d'hyperesthésie générale.

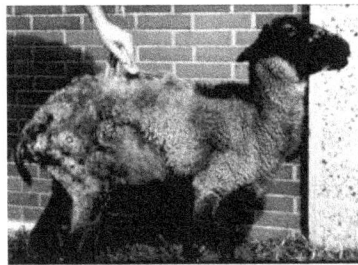

Figure 2 : Rictus lors de grattage en zone dorso-lombaire d'une brebis atteinte de tremblante. Noter également le délainement (cliché ENVA).

L'amaigrissement des animaux est un signe inconstant et l'appétit est généralement conservé. Exceptionnellement d'autres symptômes ont été rapportés : cécité avec lésions rétiniennes, agressivité, troubles de la miction, réduction de la motricité ruminale, régurgitations… Selon les pays, la maladie est appelée en fonction du symptôme prédominant observé : tremblements (« Tremblante en France), prurit (« Scrapie » au Royaume-Uni), ataxie (« Traberkranheit » en Allemagne) ou amaigrissement (« Rida » en Islande).

Dans tous les cas, l'issue est fatale et aucun traitement thérapeutique ou préventif n'est disponible à ce jour.

❖ Caractéristiques lésionnelles

➤ Lésions macroscopiques

Les lésions macroscopiques sont en liaison directe avec les symptômes cliniques : des lésions dues au grattage avec un délainement et des lésions cutanées érosives, lésions dues aux chutes ou provoquées par le décubitus… Ces lésions ne sont cependant pas spécifiques.

➤ Lésions microscopiques

Les lésions microscopiques observées dans le système nerveux central (SNC) d'un ovin atteint de tremblante à l'examen histologique conventionnel sont, quant à elles, caractéristiques :
-   vacuolisation (spongiose) neuronale et neuropilaire (figure n°3),
-   astrocytose,
-   perte neuronale plus ou moins importante
-   présence occasionnelle de « plaques amyloïdes », positives au Rouge Congo, correspondant à des agrégats de protéine prion anormale.

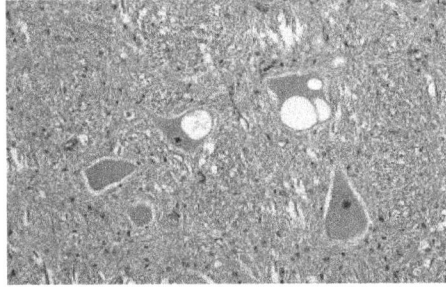

Figure 3 : Lésions de spongiose neuronale dans le tronc cérébral postérieur d'un ovin atteint de tremblante (coloration hémalun-éosine, x 400), ENVT.

> Distribution des lésions

La sévérité des lésions ne peut être corrélée à l'intensité des symptômes observés. L'intensité et la répartition des lésions sont étroitement liées à la souche de prion et à l'espèce concernée. Ainsi, les lésions associées à la tremblante classique sont le plus souvent bilatérales et symétriques. Elles sont principalement localisées au tronc cérébral, au cervelet et au mésencéphale.

1.3.   Transmissibilité de la tremblante

Le caractère transmissible de la tremblante fut mis en évidence par deux vétérinaires toulousains, Jean Cuillé et Paul Louis Chelle en 1936. Dans cette étude, la maladie a été reproduite en inoculant un broyat d'encéphales d'ovins atteints de tremblante à des ovins sains avec une période d'incubation pouvant aller jusqu'à 24 mois (*Cuillé et Chelle*, 1936).

La transmission de la maladie entre les animaux s'effectue par voie orale, soit à partir des pâtures contaminées (transmission horizontale dite indirecte), soit à partir des animaux infectés (transmission horizontale directe). Dans ce dernier cas, il a été prouvé que les ovins pouvaient se contaminer en ingérant le placenta de brebis en incubation de tremblante lors des

mise-bas, puisque cet organe peut contenir de grandes quantités de protéine prion anormale (*Andréoletti et al.*, 2002 ; *Lacroux et al.*, 2007).

12

Une transmission indirecte par des vecteurs a également été suggérée, soit naturellement à partir d'acariens des fourrages, soit expérimentalement à partir de mouches de l'espèce *Sarcophaga carnaria* ou encore exceptionnellement lors de la vaccination d'ovins contre le Louping-ill (vaccins préparés à partir d'une suspension d'encéphales de moutons atteints de tremblante) (*Schelcher et al., 2002*).

Enfin, les différentes études sur la transmission des ESST ont conclu à une dépendance entre la durée d'incubation et la dose infectante. Il est admis que la transmission expérimentale par voie intracérébrale (IC) est 100 000 fois plus efficace que la voie orale. Les autres voies sont intermédiaires, avec respectivement du plus efficace au moins efficace, les voies intraveineuse (IV), intra-péritonéale (IP) et sous-cutanée (SC) (*Schelcher et al, 2002*).

Une transmission verticale de la tremblante a longtemps été suspectée. Cependant, il est très difficile de déterminer ce qui est du ressort d'une transmission verticale *sensu stricto* (transplacentaire anténatale) par rapport à toutes les contaminations post natales (allaitement, contact avec la mère et les eaux fœtales).

2. LE PRION : UN AGENT TRANSMISSIBLE NON CONVENTIONNEL

Les maladies à prions sont transmissibles par inoculation expérimentale et sont infectieuses. Cependant l'agent en cause dans ces maladies demeure encore largement méconnu d'où son appellation « agent transmissible non conventionnel » (ATNC), par opposition aux agents conventionnels que sont les virus, bactéries ou parasites. L'absence de réaction humorale dans les maladies à prions n'a également pas facilité la mise en évidence de l'agent responsable de ces maladies (Porter *et al.*, 1973 ; Kascsak *et al.*, 1987).

Plusieurs hypothèses (figure n°4) ont été avancées par les scientifiques concernant la nature de l'agent : une hypothèse virale ou d'un virino, et une hypothèse d'agent infectieux protéique (Prusiner, 1982), cette dernière étant désormais admise par la communauté scientifique, même si elle ne permet parfois de ne pas expliquer toutes les caractéristiques liées à la maladie.

Nature de l'agent infectieux

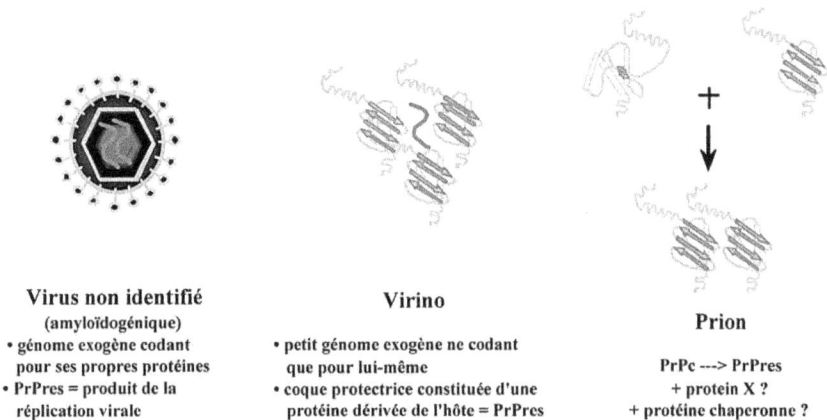

Virus non identifié
(amyloïdogénique)
• génome exogène codant pour ses propres protéines
• PrPres = produit de la réplication virale

Virino
• petit génome exogène ne codant que pour lui-même
• coque protectrice constituée d'une protéine dérivée de l'hôte = PrPres

Prion

PrPc ---> PrPres
+ protein X ?
+ protéine chaperonne ?

Figure 4 : Les trois théories pour expliquer la nature de l'agent infectieux responsables des ESST (source Deslys, 2003).

14

2.1. La théorie d'un virus :

Première hypothèse émise par Sigurdsson en 1954, le « virus » de la tremblante serait selon cette théorie un « virus lent ». Ce virus serait cependant doué de propriétés physiques et chimiques hors normes (résistance à certains traitements physico-chimiques peu en accord avec une hypothèse virale). Il possèderait un acide nucléique de très petite taille et un matériel protéique lui permettant d'assurer sa propre réplication (Detwiler *et al.*, 2000). De plus, Ozel et Diringer ont détecté en 1994 des éléments de très petite taille dans des cerveaux de hamsters infectés expérimentalement par la tremblante et dans les cerveaux d'humains atteints de la maladie de Creutzfeld-Jakob. La taille et la densité de ces particules sont compatibles avec l'hypothèse d'un virus comme agent causal des maladies à prion. De même, l'absence de réaction immunitaire ne permet pas d'exclure cette hypothèse dans la mesure où certains virus latents échappent à la reconnaissance par le système immunitaire de l'hôte (Lu *et al.*, 2004).

Malgré tout cette hypothèse n'a pas été retenue comme hypothèse majeure par les scientifiques par l'absence de détection systématique d'acides nucléiques ou de structure évocatrice d'un virus dans les organes d'animaux atteints d'ESST.

2.2.   La théorie d'un virino :

Un virino est une structure hybride comprenant un très petit acide nucléique infectieux, non enveloppé, qui aurait la particularité de ne coder pour aucune protéine virale reconnue par le système immunitaire. Il pourrait cependant se lier à des protéines de l'hôte formant une coque (figure n°5), ce qui permettrait une protection en échappant à la reconnaissance du système immunitaire (Detwiler *et al.*, 2000).

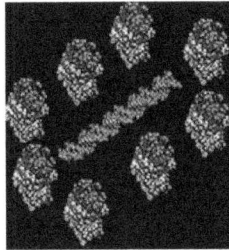

Figure 5 : Virino entouré des protéines de l'hôte formant une coque protectrice. Source : site de l'INRA (http://www-rocq.inria.fr/who/Marc.Thiriet/Glosr/Bio/Micro/Prion.html).

Les acides nucléiques expliqueraient l'infectiosité et les différentes souches de prion pourraient s'expliquer par des mutations d'ADN ou d'ARN dans le génome viral. La coque formée par les protéines de l'hôte autour de l'acide nucléique pourrait également expliquer la résistance du virino vis-à-vis de certains traitements physico-chimiques (protéases notamment, qui détruiraient d'abord la coque protéique protégeant l'acide nucléique). Là encore, malgré certains aspects pourtant convaincants, la théorie du virino n'a jamais été envisagée comme agent causal des ESST de la part de l'ensemble des scientifiques travaillant sur les prions.

2.3. La théorie de la protéine prion ou du « tout protéique » :

L'agent responsable du prion serait une protéine (la PrPSc pour Prion Protein Scrapie ou PrPres pour Prion Protein Résistante) résultant de la trans-conformation d'une protéine cellulaire normale de l'hôte (la PrPc pour Prion Protein Cellulaire). Cette protéine anormale s'accumulerait dans différents organes au cours de l'évolution de la maladie. Les différences entre les deux protéines relèvent de la structure tertiaire puisque la PrPSc est enrichie en feuillets β par rapport à la protéine normale, ce qui lui conférerait ses propriétés de résistance aux agents physico-chimiques et notamment aux protéases (figure n°6). En revanche, les séquences primaires ainsi que les modifications post-traductionnelles (glycosylation, phosphorylation...) des deux protéines sont identiques.

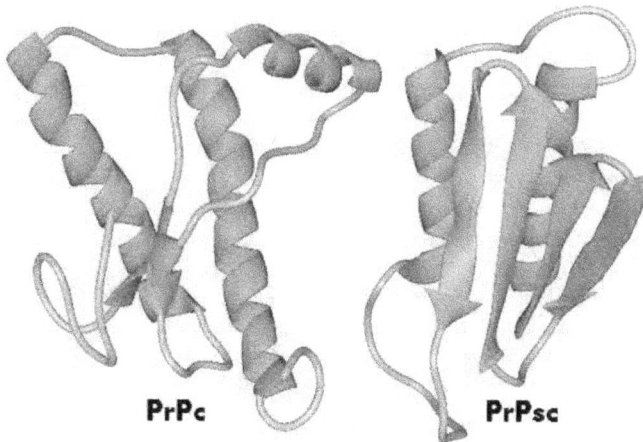

Figure 6 : Structures secondaires des deux protéines prion, cellulaire et scrapie ; la PrPSc est plus riche en feuillets β que la PrPc.

La théorie de la protéine infectieuse a été proposée dès le début des années 1980 (Prusiner, 1982). Elle permettrait d'expliquer le caractère héréditaire et transmissible des ESST (Griffith, 1967). De plus, l'impossibilité de transmettre et/ou de propager la maladie chez des souris Knock-Out pour le gène codant pour la protéine cellulaire (gène PRP, souris $PRP^{0/0}$) renforce cette hypothèse du « tout protéique ». De même, les durées d'incubation de la maladie dans différentes espèces animales est inversement proportionnelle au niveau d'expression de la PrPc, la durée d'incubation ne décroissant toutefois pas de façon linéaire avec le nombre de copies du gène (au-delà d'un certain nombre de copies, la durée d'incubation ne diminue plus) (Westaway *et al.*, 1994).

2.4. Les limites du concept prion :

Cette hypothèse de protéine infectieuse a été mise à mal par une publication (Lasmezas *et al.*, 1997) dans laquelle il a été prouvé qu'il pouvait exister un découplage entre présence de PrPSc et infectiosité : chez des souris inoculées avec de la BSE (Bovine Spongiform Encephalopathy), les auteurs se sont rendu compte que de l'infectiosité prion pouvait être présente dans l'encéphale des animaux inoculés en l'absence de PrPSc détectable.

A l'heure actuelle, et malgré l'absence d'explication de ce phénomène de découplage entre l'infectiosité et la présence de PrPSc, l'hypothèse de protéine infectieuse reste celle admise par la communauté scientifique. Les travaux visant à préciser si un agent autre que protéique (viral par exemple) pourrait être impliqué dans les maladies à prions sont toutefois toujours d'actualité.

2.5.   Morphologie de l'agent :

Par ultra-filtration et irradiation, la taille de l'agent est estimée à quelques dizaines de nanomètres (15 à 25 nm)(Manuelidis, 1994). Cependant, il ne s'agit que d'une estimation car l'agrégation possible de l'agent pourrait être à l'origine une surestimation de sa taille.

Au microscope électronique, des particules tubulo-vésiculeuses sont observées dans les processus neuronaux des individus en incubation d'ESST, aussi bien dans les formes naturelles qu'expérimentales. Cette observation est décelable très tôt dans la phase d'incubation de la maladie et leur nombre semble augmenter avec le stade d'incubation et le titre infectieux. La nature exacte de ces particules et leur rôle restent à déterminer.

Des agrégats fibrillaires (Scrapie Associated Fibrils ou SAF) d'une vingtaine de nanomètres de diamètre et de 100 à 200 nanomètres de long ont été observés au microscope électronique dans des tissus d'individus atteints d'ESST (maladie naturelle ou expérimentale) alors qu'ils sont absents dans les tissus d'individus sains (Merz *et al.*, 1984). Ces fibrilles sont droites ou plus rarement en hélices au niveau de la fraction synaptosomale-mitochondriale. Ces SAF sont observées après action de la protéinase K sur les tissus. L'inoculation de SAF purifiées issues de cerveaux de hamsters inoculés avec la souche 263K ou de souris inoculées avec la souche ME7 a permis de reproduire la maladie. Le constituant majeur des SAF est un polypeptide de 27-30 kDa (Prusiner *et al.*, 1983), codé par un gène cellulaire, le gène PRP (Baster *et al.*, 1986). Le gène PRP code ainsi pour une protéine pouvant exister sous deux isoformes : la PrPc (protéine prion cellulaire) présente chez tous les individus, et la PrPSc (protéine prion scrapie) que l'on n'observe que chez des individus atteints d'une maladie à prions.

2.6.   Le gène PRP :

Le gène PRP est connu chez toutes les espèces de mammifères mais également chez les oiseaux (Harris *et al*., 1993). Ce gène code pour une protéine d'environ 250 acides aminés contenant plusieurs domaines. La concentration en ARNm codant pour la PrP serait identique chez les individus sains et chez les individus malades (Oesch *et al*., 1985).

2.7.   La PrPc :

Le nombre d'acides aminés de la PrPc varie en fonction des espèces (253 chez l'homme, 254 chez le hamster, 256 chez la souris et le mouton et 269 chez la vache), mais la majeure partie de la protéine possède une structure hautement conservée chez tous les mammifères.

La PrPc comprend 4 régions :

- Région I : partie N-terminale de 95 acides aminés, comprenant un site de liaison au cuivre ($Kd=10^{-14}$ mol). L'extrémité N-terminale (1-23) permet l'entrée dans le réticulum endoplasmique.
- Région II : acides aminés 96 à 112, région hydrophobe transmembranaire. Cette partie semble contrôler la localisation de la protéine, elle est hautement conservée chez les mammifères.
- Région III : acides aminés 113 à 230 avec 2 sites de N-glycosylations servant d'ancrage pour 2 chaînes oligo-saccharidiques. La glycosylation semble nécessaire au transport intra-cellulaire.
- Région IV : partie C-terminale (acides aminés 231 à 254). Constituée d'une séquence hydrophobe avec un site de fixation d'un glycosyl-phosphatidyl-inositol (GPI) sur une sérine (AA 231), elle permet la fixation de la PrPc à la face externe de la membrane plasmique. Une phospholipase spécifique clivant les ancres GPI permet la solubilisation de la PrPc extra-cellulaire.

Composée de 3 hélices stabilisées par un unique pont di-sulfure entre les hélices 2 et 3 (Riek *et al.*, 1996), la structure de la molécule déterminée par cristallographie semble être symétrique ce qui augmenterait son aptitude à s'organiser en structure amyloïde (figure n°7). Une zone plus flexible a été mise en évidence, elle serait à l'origine du changement de conformation induit par la PrPsc (Bousset *et al.*, 2001).

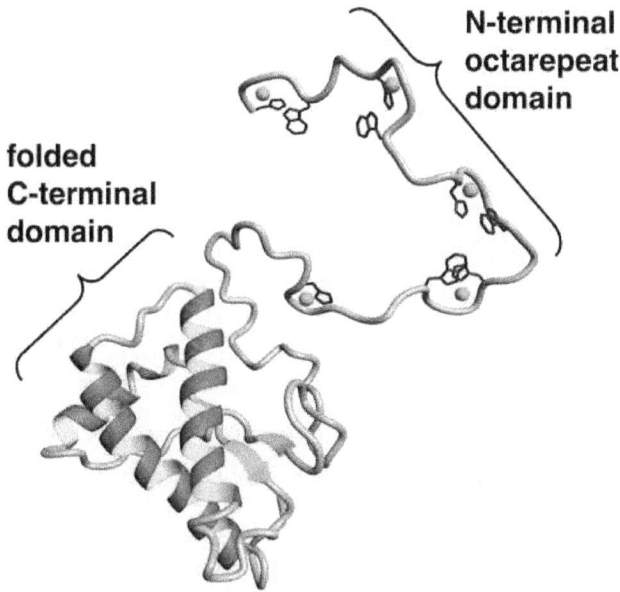

N-terminal octarepeat domain

folded C-terminal domain

Figure 7 : Structure de la PrPc (Source : site du Department of Chemistry and Biochemistry, University of California, Santa Cruz http://www.chemistry.ucsc.edu/~glennm/).

La PrPc est exprimée dans de nombreux tissus à des niveaux variables. L'organe le plus riche en PrP reste le SNC (neurones, cellules gliales), mais cette protéine est présente également dans le système nerveux périphérique, le poumon, le muscle squelettique et les organes lymphoïdes. La PrPc est également exprimée par les précurseurs myéloïdes de très nombreuses lignées cellulaires sanguines (CD34+).

La PrPc est aussi présente dans les monocytes, les macrophages, les cellules dendritiques matures et immatures et les cellules dendritiques folliculaires (FDC). Ces types cellulaires expriment fortement la protéine (Mc Bride *et al.*, 1992, Brown *et al.*, 1999) alors que les lymphocytes ne l'expriment que peu ou pas (Cashman *et. al.*, 1990; Mabbott *et al.*, 1997; Kubosaki *et al.*, 2001; Liu *et al.*, 2001). De même, la quantité de PrPc semble avoir tendance à diminuer dans les polynucléaires au cours de leur différenciation (Dodelet *et al.*, 1998 ; Brown *et al.*, 1999 ; Burthen *et al.*, 2001 ; Sugaya *et al.*, 2002).

La question majeure qui se pose encore à l'heure actuelle est celle de la fonction de cette protéine cellulaire. Une délétion partielle des résidus 32 à 106 n'entraîne aucune modification du développement par contre une délétion plus importante (32 à 121) entraîne une ataxie et une perte neuronale cérébelleuse, anomalie parfois compensée par insertion d'un gène normal PRP (Schmerling *et al.*, 1998). Cependant, des souris, ou plus récemment des bovins, PrP0/0 ont une vie et un comportement absolument normaux. De nombreuses études ont été consacrées à l'étude de la fonction de la PrPc et ont permis d'établir son rôle dans différents domaines, sans toutefois lui conférer un rôle majeur et indispensable :

- un rôle de récepteur membranaire dans la transduction de signaux externes par l'intermédiaire d'une protéinase K (Dabaghian *et al.*, 2004),

- une régulation de la concentration des ions cuivre, ainsi qu'une participation au fonctionnement des enzymes intracellulaires par des changements conformationnels grâce à la fixation possible des ions cuivre sur le partie N-terminale, mais aussi des ions Zn, Mn, Ni de façon moins importante (Mabbott et Bruce, 2001 ; Brazier *et al.*, 2006). Cependant, il faut savoir également que la fixation des ions cuivre par la PrPc est dépendante des conditions du milieu (Kramer *et al.*, 2001),

- un rôle dans la lutte contre le stress oxydatif, du fait de son activité superoxide dismutase (Mabbott et Bruce, 2001),

- une intervention possible dans la régulation du sommeil, dans la transmission synaptique au niveau de l'hippocampe et dans la survie à long terme des cellules de Purkinjé (Mabbott *et al.*, 1998 ; Mabbott et Bruce, 2001)

- des interactions diverses avec différentes protéines.

2.8.   PrPsc ou PrPres: la protéine anormale :

L'étude complète de cette protéine en cristallographie est rendue difficile par son insolubilité lors du processus de purification. Cependant, la spectroscopie infra-rouge de Fourier et le dichroïsme circulaire ont montré la présence d'une plus forte proportion de feuillets β et un nombre diminué d'hélices α par rapport à la protéine normale PrPc (Pan *et al.*, 1993) (figure n°8). Les deux isoformes possèdent la même séquence primaire (Oesch *et al.*, 1985 ; Stahl *et al.*, 1993), contredisant le fait qu'à une séquence primaire correspond une unique conformation biologiquement active. La PrPsc dériverait d'une modification post traductionnelle de la PrPc (Meyer *et al.*, 1986 ; Prusiner *et al.*, 1991). La grande résistance aux procédés physico-chimiques de la PrPsc a été attribuée à sa structure tertiaire (feuillets β) la rendant très stable (Muramoto, 1996). Ces feuillets β seraient à l'origine de la résistance à la protéinase K notamment. La structure de la PrPsc interviendrait également dans le catabolisme de la PrPc aboutissant à une accumulation progressive de la PrPsc, en jouant un rôle de nucléateur (Prusiner *et al.*, 1991 ; Harnis 1999).

La PrPres une fois introduite dans l'organisme catalyse la transformation de PrPc en PrPres. Deux mécanismes de transformation sont suspectés :

- le premier appelé « template assistance mechanism » : la PrPSc s'accole à une PrPc pour former un hétérodimère se transformant en homodimère de PrPSc donnant ainsi deux molécules de PrPSc qui peuvent alors transformer à leur tour la PrPc,

- le second mécanisme appelé « nucleated polymerization mechanism » ferait intervenir des oligomères de PrPSc qui s'accoleraient à une molécule de PrPc laquelle serait alors transformée en protéine pathologique. Les expériences *in vitro* pour mettre en évidence un tel mécanisme ont été concluantes mais nécessitent un large excès de PrPSc par rapport à la PrPc, ce qui n'est pas le cas *in vivo* au moins au début de l'infection. *In vivo,* une protéine dite X appartenant à la famille des chaperonnes pourrait faciliter cette réaction en se fixant à leurs substrats, favorisant le repliement des protéines lors de leur synthèse et leur transport dans les organites cellulaires mais aussi en évitant l'agrégation des protéines lors de stress cellulaire. Certaines chaperonnes de levure et de bactérie augmentent d'ailleurs de façon significative la formation de PrPsc.

2.9.   Propriétés physico-chimiques de cet ATNC :

L'agent de la tremblante, tout comme les autres prions, est particulièrement résistant aux différentes méthodes utilisées pour inactiver les bactéries, virus et autres parasites. Cette résistance varie en fonction des isolats, de la matrice support du matériel biologique à inactiver (lyophilisation, taille du matériel…) (Kimberlin *et al.*, 1983). La résistance de cet agent est connue vis-à-vis de différents procédés physiques, chimiques ou enzymatiques.

Concernant les procédés physiques, les rayons UV comme les rayons X sont inefficaces dans l'inactivation de tissus infectés (Latarjet *et al.*, 1970). Il en va de même pour les traitements par micro-ondes ou ultrasons (Gibbs *et al.*, 1978). L'efficacité des traitements par la chaleur sèche dépend de l'état d'hydratation de l'échantillon : plus l'échantillon est déshydraté, plus sa résistance au traitement est importante (durée de traitement supérieure, température supérieure). En deçà d'un certain seuil (température insuffisante ou durée insuffisante), l'agent infectieux reste décelable (Dickinson *et al.*, 1978). L'efficacité du traitement dépend également des souches de prions soumises au traitement (par exemple la transmissibilité d'une souche d'ESB a été démontrée malgré un traitement à 600°C pendant 15 min) (Brown *et al.*, 2000). L'inactivation par passage dans un autoclave (chaleur humide) varie en fonction de la nature du matériel biologique utilisé (le passage successif de certains isolats de tremblante sur des rongeurs augmente la résistance) (Dickinson *et al.*, 1978 ; Kimberlin *et al.*, 1983 ; Taylor *et al.*, 1994), de l'état d'hydratation du tissu (l'inactivation du prion est d'autant plus importante que l'échantillon est hydraté) et de la nature du traitement (couple température-temps).

Les produits chimiques sont également peu actifs sur les ATNC. La résistance des isolats de prions est étroitement dépendante de la souche considérée et les résultats obtenus pour une souche ne sont pas forcément transposables à une autre. Les détergents, agents alkylants, solvants organiques et oxydants sont peu efficaces, n'abaissant que très faiblement le titre infectieux. Les plus efficaces semblent être les détergents-dénaturants comme le sodium-dodécyl-sulfate (SDS). Cependant, ils ne font que réduire de façon importante mais incomplète le titre infectieux. Associé à un traitement physique tel que l'autoclave ou l'ébullition, ce traitement (SDS) semble plus efficace (Taylor *et al.*, 1999, Tateishi *et al.*, 1991). Le formol ou l'éthanol renforcent quant à eux la résistance aux autres techniques de décontamination (Taylor *et al.*, 1988, Taylor *et al.*, 1996).

Les solutions dont le pH est compris entre 2 et 10 semblent peu efficaces dans l'inactivation des ATNC. L'acide formique est capable de diminuer de façon importante le titre infectieux (Brown *et al.*, 1990 ; Taylor 1995), cet acide solubilisant les protéines. Une solution molaire de soude permet de réduire en grande partie l'infectiosité après une durée de traitement d'une heure. Malgré toutes ces résistances, l'association d'un traitement à l'autoclave avec un traitement à la soude semble détruire les souches les plus résistantes (souches 263K, traitement à 121°C pendant 90 min en soude molaire (Prusiner *et al.*, 1984) ou 301V, une minute d'ébullition en soude molaire (Taylor *et al.*, 1999)).

Enfin, les ATNC sont relativement résistants aux traitements enzymatiques, qui sont ainsi la base de nombreuses méthodes de diagnostic (élimination de la PrPc par des protéases tout en conservant la PrPSc). La protéinase K (PK) permet toutefois de réduire le titre infectieux après un contact prolongé avec les tissus infectés (Prusiner *et* *al.,* 1981).

3.   PATHOGENESE DE LA TREMBLANTE

L'agent étiologique n'étant pas encore clairement identifié, certains aspects de la pathogénie de la maladie demeurent encore méconnus. Toutefois, de nombreux éléments du schéma de dissémination de l'agent dans l'organisme sont à présents établis. L'infection naturelle peut être divisée en deux grandes phases successives :
- une phase de lympho-invasion, qui ne semble pas indispensable à l'infection mais la favorise, et au cours de laquelle la PrPSc va progressivement s'accumuler dans toutes les formations lymphoïdes secondaires,
- une phase de neuro-invasion au cours de laquelle la PrPSc va s'accumuler d'abord dans les neurones du système nerveux autonome puis dans ceux du système nerveux central.

3.1.   La phase de lympho-invasion :

Lors de tremblante, il semble établi que la voie majeure de contamination est digestive. Après exposition à l'agent, une accumulation de PrPSc est rapidement décelable dans les formations lymphoïdes associées au tube digestif, les plaques de Peyer. L'agent de la tremblante subit alors une phase de réplication/propagation dans l'ensemble des tissus lymphoréticulaires, initialement dans ces plaques de Peyer (Andreoletti et al., 2000) puis dans les nœuds lymphatiques associés au tube digestif, et enfin dans l'ensemble des formations lymphoïdes secondaires (amygdales, rate…). Cette phase d'envahissement lymphoïde peut durer plusieurs mois, avant que l'agent de la tremblante n'atteigne le système nerveux central (Detwiler et Baylis, 2003). La PrPSc peut être détectée dans les plaques de Peyer iléales dès 21 jours chez des animaux sensibles, puis dans l'ensemble du tissu lymphoïde associé à l'intestin, la rate, les amygdales et les autres nœuds lymphatiques de l'agneau (à l'exception notable du thymus) à partir de 4 mois. Cet âge minimal de détection de la PrPSc dans les différents tissus dépend de la souche de tremblante considérée mais également du génotype de l'hôte, ainsi que de la dose infectante.

3.2.   La phase de neuro-invasion :

Le système nerveux central est, dans les maladies à prions, la « cible » de l'agent infectieux. Les relais cellulaires et les voies de dissémination vers cet organe sont à présents mieux connus. Toutefois, même si les connaissances actuelles permettent de proposer un schéma de dissémination cohérent, il semble difficile d'affirmer que celui-ci est unique.

Les organes lymphoïdes sont largement innervés par des fibres sympathiques et l'hypothèse d'une contamination de ces fibres au contact des organes lymphoïdes a été très tôt proposée (Kimberlin et Walker, 1980). De plus, le réseau du système nerveux autonome (SNA, ensemble de neurones organisés en plexus dans la paroi digestive) comporte de très nombreuses fibres nerveuses amyéliniques dont certaines innervent la zone superficielle des follicules lymphoïdes. La contamination du SNA et des fibres sympathiques se ferait donc par l'ensemble des sites d'interface du tissu lymphoïde annexé au tube digestif.

Après son entrée dans le SNA, la protéine prion pathogène progresse vers le névraxe en suivant simultanément deux voies :
-   les fibres nerveuses sympathiques (nerfs splanchniques) qui innervent les organes digestifs et leurs formations lymphoïdes,
-   les fibres parasympathiques et notamment celles du nerf vague, comme en témoigne la présence précoce de PrPSc dans le noyau dorsal du nerf vague chez les ovins atteints de tremblante.

La PrPSc est ainsi détectée vers à l'âge de 9 mois dans le noyau dorsal du nerf vague et les colonnes intermédio-latérales de la moelle épinière thoracique. La translocation de la PrPSc par les fibres nerveuses pourrait se faire soit grâce au transport axonal, soit par un mécanisme non axonal mettant en jeu les cellules de Schwann. Une hypothèse de circulation de l'agent par voie sanguine (Hunter *et al.*, 2000) des organes lymphoïdes vers le système nerveux central a également été proposée.

Après atteinte du système nerveux central, une redistribution secondaire du prion dans l'organisme semble possible, comme en témoigne l'atteinte des nerfs périphériques ou des fibres musculaires (Andréoletti *et al.*, 2004).

3.3.   Génétique de la tremblante chez les ovins :

Même si la tremblante est associée à une origine infectieuse, la variabilité naturelle rencontrée dans les formes naturelles de tremblante suggère une influence génétique. Des études portant sur des lignées ovines sélectionnées en fonction de leur durée d'incubation ont permis à Dickinson *et al.* (1968) de montrer l'existence d'un déterminisme génétique mendélien. Ils décrivent alors le gène *Sip* (*Scrapie incubation périod*), gène à effet majeur autosomal, possédant deux allèles *sA* (*short incubation*) et *pA* (*prolongated incubation*). Par la suite, il a été établi que *Sip* et PRP ne sont qu'un seul et même gène (Lantier *et al.*, 1995).

La variabilité au locus PRP est bien connue actuellement et quatorze allèles ont été décrits pour le gène PRP ovin. Toutefois, différentes études ont montré qu'il existe des codons principaux (136, 154 et 171) dont la nature influence directement la susceptibilité à la tremblante et des codons secondaires dont les mutations sont dites muettes et n'ont pas d'influence sur la maladie. Le tableau n°1 présente les différentes formes observables sur le gène PRP aux trois principaux codons ; les formes mutées dérivent toutes de la forme ancestrale ARQ (tableau n°1).

Codons	136	154	171
Forme ancestrale	Ala (A)	Arg (R)	Gln (Q)
Formes mutées	Val (V)	Arg (R)	Gln (Q)
	Ala (A)	His (H)	Gln (Q)
	Ala (A)	Arg (R)	Arg (R)
	Ala (A)	Arg (R)	His (H)
	Threo (T)	Arg (R)	Gln (Q)
	Ala (A)	Arg (R)	Lys (K)

Tableau 1 : Polymorphisme aux codons 136, 154 et 171 du gène PRP chez les ovins (Arg = arginine, Gln = Glutamine, His = Histidine, Val = Valine, Threo = Thréonine, Lys = Lysine).

La mise en évidence de la corrélation entre la sensibilité à la tremblante et le polymorphisme aux codons 136, 154 et 171 du gène PRP, a conduit à distinguer (Elsen *et al.*, 1999) :

- des animaux résistants qui, placés dans un environnement fortement contaminant ou inoculés expérimentalement, ne déclenchent pas la maladie : c'est le cas des ovins de génotype ARR-ARR, qui sont considérés comme très résistants à la maladie ; jusqu'à récemment, aucun cas de tremblante n'avait été détecté chez des ovins de ce génotype, mais il semblerait tout de même qu'il puisse exister de rares cas de tremblante chez de tels individus (Groshup *et al.*, 2007), la résistance à la tremblante n'étant ainsi plus considérée comme absolue.

- des animaux intermédiaires, qui développeront la maladie avec une incidence variable mais faible, et avec une longue période d'incubation : c'est le cas des ovins hétérozygotes ARR, et homozygotes ou hétérozygotes AHQ. Sur des ovins de race Romanov, l'incidence est inférieure à 5% et l'âge à la mort est par ailleurs plus tardif que chez des ovins sensibles (Elsen *et al.*, 1999).

- des animaux très sensibles qui, placés en milieu contaminant, développent la maladie sous une incidence très élevée et une durée d'incubation courte. Sur un millier de moutons de race Romanov issus d'un troupeau français naturellement infecté (troupeau de Langlade), les animaux homozygotes VRQ semblent les plus sensibles à la tremblante (76% des ovins atteints). Cette sensibilité est élevée mais moindre pour les animaux hétérozygotes ARQ/VRQ (52% des cas) et homozygotes ARQ (42% des cas) (Elsen *et al.*, 1999) (figure n°8).

Génotype	Cas par millions	classe du *plan national tremblante*
ARR/ARR	0	A
ARR/AHQ	0,3	B
ARR/ARQ	0,4	B
ARR/ARH	0	B
AHQ/AHQ	5	C
ARQ/AHQ	9	C
AHQ/ARH	0	C
ARH/ARH	2	C
ARQ/ARH	5	C
ARQ/ARQ	37	C
ARR/VRQ	6	D
AHQ/VRQ	0,7	E
ARQ/VRQ	225	E
ARH/VRQ	405	E
VRQ/VRQ	545	E

Figure 8 : Estimation du nombre de cas de tremblante par million de moutons de chaque génotype en Grande-Bretagne par an et degré de résistance/sensibilité attribué à ces génotypes par le Plan National Tremblante (Source : Detwiler et Baylis, 2003)

A : Moutons génétiquement les plus résistants à la tremblante
B : Moutons génétiquement résistants à la tremblante, mais qui ont besoin d'être soigneusement sélectionnés pour la reproduction
C : Moutons avec une petite résistance génétique à la tremblante, mais qui peuvent être utilisés ou vendus pour la reproduction dans des périodes exceptionnelles
D : Moutons génétiquement susceptibles à la tremblante, mais qui peuvent être utilisés exceptionnellement pour la reproduction dans le contexte d'un plan de reproduction approuvé

E : Moutons hautement sensibles à la tremblante et non utilisés pour la reproduction. Les mâles doivent être abattus ou castrés

Les fréquences de ces différents allèles sont très diverses en fonction des races, entraînant l'existence de races ovines plus résistantes que d'autres à la tremblante. Une étude de l'INRA a porté sur une vingtaine de races ovines allaitantes, où les chercheurs ont typé une centaine de béliers par race, ainsi que sur 5 races ovines laitières françaises et 3 races étrangères (Annexe 2, Site de l'INRA : « variabilité de la sensibilité génétique à la tremblante dans différentes races ovines en France et en Europe »). Les chercheurs ont ainsi démontré une prédominance, quelle que soit la race, de l'allèle ancestral ARQ. Il existe également des races où il y a une forte proportion de l'allèle ARR, comme la race Berrichon du Cher ou Ile de France, conférant aux animaux une plus grande résistance à la tremblante. Les races de croisement terminal sont relativement résistantes à la tremblante avec des fréquences d'ARR de 60 à 80% (sauf Charmoise, Texel et Vendéenne). La race Charolaise semble avoir une résistance moyenne à la tremblante, alors que les races rustiques du Sud sont assez sensibles avec une proportion d'ARR de 20 à 45%. Les fréquences sont très variées chez les races laitières (Elsen *et al.*, 2002).

La capacité de résistance d'un génotype donné à la tremblante est également dépendante de la souche de prion. Une étude de Goldman *et al.* (1994) a montré que le génotype ARQ/ARQ était plus sensible aux ESST que le génotype VRQ/VRQ lors d'inoculation expérimentale par la souche CH1641 et la souche de l'ESB, alors que lors d'inoculation par la souche SSBP/1, la sensibilité est plus grande pour les VRQ/VRQ. Cela bien entendu pose la question de l'existence de souches auxquelles les ARR/ARR pourraient être sensibles (Goldman *et al.*, 1994).

3.4.   Lutte génétique contre la tremblante :

Les programmes de lutte contre la tremblante ont longtemps été fondés sur une stratégie d'abattage total des cheptels atteints, avec pour résultat une fréquente ré-infection des animaux nouvellement introduits. Cette situation est probablement liée à la forte rémanence de l'agent infectieux dans le milieu d'élevage et à sa résistance aux procédés de décontamination.

Compte tenu des connaissances actuelles, l'utilisation de l'allèle ARR comme moyen de lutte contre la maladie semble une approche intéressante. Même si certaines questions fondamentales restent en suspens (existence d'un portage sain, universalité de la résistance des ARR, cas de la tremblante atypique découverte en 1998...), des programmes de lutte basés en grande partie sur la sélection d'animaux résistants ont vu le jour en Grande-Bretagne, en France et aux Pays-Bas. Ces programmes de lutte ont eu pour objectifs majeurs :

- l'élimination de l'allèle VRQ, puisque une fréquence élevée de cet allèle représente un facteur de risque important,
- la sélection de l'allèle ARR dans le noyau de sélection,
- le renouvellement des cheptels atteints avec des reproducteurs résistants à la tremblante,
- la qualification des cheptels reproducteurs.

Ces programmes ont prouvé depuis quelques années leur capacité à diminuer le nombre de cas de tremblante et le nombre de troupeaux atteints dans les pays qui les ont mis en œuvre.

4. LE CONCEPT D'INTERFERENCE ALLELIQUE

L'influence de la génétique sur la durée d'incubation des maladies à prions a été mise en évidence pour la première fois dans le troupeau d'ovins de race Cheviot de l'unité de neuro-pathogénèse en Ecosse (NeuroPathogenesis Unit ou NPU). Depuis, les variants polymorphiques du gène PRP ont été associés à des différences de durée d'incubation dans les modèles ovins et rongeurs (gène Sinc chez la souris), à des différences d'incidence de la maladie chez l'Homme.

En 1960, le troupeau de Cheviot du NPU a été créé et divisé en deux lignées de moutons selon leur sensibilité à un challenge de tremblante. La réponse à l'inoculation par la souche de tremblante SSBP-1 (isolat de tremblante du groupe A) de ces ovins était contrôlée par un seul gène : le gène Sip pour Scrapie Incubation Period, avec deux allèles (*Goldmann et al., 1990*) :

- sA : 'short incubation period' avec une tremblante du groupe A,
- et pA : 'prolonged incubation period' avec une tremblante du groupe A.

Ainsi, les auteurs ont classé leurs ovins selon deux lignées (*Goldmann et al., 1994*) :

- une lignée positive, sensible à l'injection sous-cutanée de SSBP-1 : ces ovins étaient de génotype Sip $^{sA/sA}$ ou Sip $^{sA/pA}$, avec un allèle sA dominant,
- une lignée négative, résistante à l'injection sous-cutanée de SSBP-1, de génotype Sip $^{pA/pA}$.

En 1993, les polymorphismes du gène PrP aux codons 136, 154 et 171 ont été mis en évidence par une équipe française, en génotypant des ovins de race Ile de France et Romanov issus de troupeaux atteints de tremblante (*Laplanche et al., 1993*). Ainsi, les rapprochements entre les allèles du gène Sip et ceux du gène PRP ont permis de mettre en évidence que les ovins de la lignée positive étaient tous porteurs, à l'état homozygote ou hétérozygote, de l'allèle V136 (valine en position 136 du gène PRP), alors que les ovins de la lignée négative étaient tous homozygotes A136 (alanine en position 136 du gène PRP) (tableau n°2)

	$V^{136}R^{154}Q^{171}$	$A^{136}R^{154}Q^{171}$	$A^{136}H^{154}Q^{171}$	$A^{136}R^{154}R^{171}$
Lignée positive	61%	17%	6%	16%
Lignée négative	0%	27%	33%	40%

Tableau 2 : Fréquences alléliques chez les ovins Cheviot NPU entre 1984 et 1992 (d'après Goldman et al., 1994).

La situation s'est compliquée lorsque d'autres études ont été menées sur ces mêmes ovins de deux lignées après des inoculations avec une souche différente de tremblante, CH1641 (isolat de tremblante du groupe C) ou avec l'encéphalopathie spongiforme bovine, ESB. Les résultats de ces études ont aboutit à la conclusion que la ségrégation arbitraire des ovins en lignée positive et négative ne permettait pas d'expliquer complètement les durées d'incubation et pourcentages de transmission de la maladie avec les souches CH1641 et ESB, et la lignée négative a été divisée en sous-groupes basés sur le polymorphisme au codon 171 du gène PRP (*Goldmann et al., 1994*). En effet, les ovins de la lignée positive, sensibles à SSBP-1, ont une incidence réduite de la maladie lorsqu'ils sont inoculés avec CH1641, démontrant un contrôle génétique plus complexe que le simple contrôle Sip imaginé au départ lorsque la souche de prion inoculée est différente (*Foster et Dickinson, 1988* ; *Foster et al., 1993*). Pour ces deux souches d'ESST, la modulation de la période d'incubation par le dimorphisme au codon 136 semble minoritaire comparée à l'effet majeur du polymorphisme du codon 171 du gène PRP.

Ainsi, il semblerait que la résistance/sensibilité des ovins aux différentes souches de prion, ainsi que la modulation de la durée d'incubation, soit non seulement associées aux polymorphismes aux codons 136, 154 et 171, et donc aux différents allèles du gène PRP, mais également liées aux interactions entre l'hôte et la souche de prion considérée.

Chez la souris, le gène S*inc* (Scrapie Incubation) exerce également une influence majeure sur la période d'incubation après inoculation de tremblante expérimentale ou de souches murines d'ESST. L'action sur gène S*inc* a été mise en évidence chez des souris inoculées avec la souche murine de tremblante ME7 (*Dickinson et al., 1968*). Deux allèles de ce gène ont été identifiés, désignés par s7 et p7, donnant respectivement des durées d'incubations courtes (short, s7) ou prolongées (p7) avec la souche ME7. Plus tard, il a été montré que le gène Sinc contrôlait également les durées d'incubation de souris inoculées avec d'autres souches que la ME7 (*Dickinson et Meikle, 1971* ; *Bruce et al., 1991*). Il est maintenant établi que Sinc et PRP sont un seul et même gène, de même que Sip et PRP ; les souris S*inc*[s7] et S*inc*[p7] diffèrent par la séquence de la protéine prion seulement par deux acides aminés aux codons 108 et 189 (*Westaway et al., 1987* ; *Hunter et al., 1992*). Le codon 108 chez les souris ayant une période d'incubation courte ou intermédiaire code pour une leucine, alors que chez les souris avec une longue période d'incubation, on trouve une phénylalanine en 108.

Enfin, chez l'Homme, l'analyse du gène PRP dans des cas de maladie de Creuztfeld-Jakob sporadique ou familiale, ainsi que dans des cas de syndrome de Gertsmann-Straüssler-Scheinker a révélé un certain nombre d'allèles mutants de ce gène qui semblent influencer le risque pour un individu de contracter une encéphalopathie spongiforme (*Brown, 1992*). Ainsi, l'homozygotie au codon 129 du gène PRP humain prédisposerait au développement d'une maladie de Creutzfeld-Jakob sporadique (*Palmer et al., 1991*), alors que la mutation asparagine (Asn) au codon 178 de ce même gène (Asn178) serait liée au développement de formes familiales de maladie de Creutzfeld-Jakob et à l'Insomnie Fatale Familiale (*Goldfarb et al., 1992*).

A l'heure actuelle, l'effet inhibiteur dominant négatif de certains allèles du gène PRP sur la conversion en PrPSc est étudié par des méthodes *in vitro*, comme l'amplification cyclique (PMCA : Protein Misfolding Cyclic Amplification) (*Geoghegan et al., 2009*), en utilisant principalement des molécules de PrP recombinantes exprimant les allèles d'intérêt.

Nous avons donc vu que certains allèles du gène PRP pouvaient influer sur le développement d'une encéphalopathie spongiforme transmissible dans plusieurs espèces, dont l'Homme, et moduler également les durées d'incubation observées lors de transmission effective. Dans ce contexte, l'objectif de notre étude a été d'évaluer l'effet d'une mutation allélique unique, au codon 154 du gène PRP ovin sur la transmission de la tremblante par voie expérimentale et sur les durées d'incubation obtenues. Ainsi, deux groupes d'ovins, différant uniquement par une mutation au codon 154 d'un allèle du gène PRP (génotypes $A^{136}R^{154}Q^{171}$-VRQ ou AHQ-VRQ), ont été inoculés par voie orale ou par voie intra-cérébrale avec une souche de tremblante naturelle. Nous nous sommes principalement intéressés :

- à la cinétique de dissémination du prion dans l'organisme chez les ovins inoculés par voie orale (schéma expérimental reproduisant la maladie naturelle),
- aux durées d'incubation des deux groupes d'ovins, après inoculation orale ou intra-cérébrale,
- à l'expression de chacun des variants alléliques dans la protéine prion anormale (PrPSc) accumulée par une méthode de spectrométrie de masse (MALDI-TOF).

DEUXIEME PARTIE : MATERIELS ET METHODES

1. PROTOCOLE ET SUIVIS EXPERIMENTAUX

Dans cette expérimentation, 67 ovins de race Romanov, issus de l'élevage INRA du domaine de Langlade (31450 Pompertuzat), ont été utilisés. Une épidémie de tremblante naturelle sévit dans cet élevage depuis 1993 (*Elsen et al., 1999*). Depuis 1997, le génotype PRP de l'ensemble des animaux de l'élevage est effectué, à l'âge de deux mois, aux codons 136 (A/V), 154 (R/H) et 171 (Q/H/R) par une méthode SNP en sonde Taqman (Labogena, Jouy en Josas). De même, tous les animaux de ce domaine sont autopsiés, en phase terminale de la maladie, et des prélèvements de système nerveux central et d'organes lymphoïdes sont systématiquement collectés en vue :

- d'analyses ultérieures (fixation en solution de formol tamponné à 10%, pour analyses histologiques et immunohistochimiques et confirmation du statut positif ou négatif vis-à-vis de la tremblante),
- de conservation des échantillons (stockage des prélèvements à -20°C).

Dans cette étude, les animaux sélectionnés sont des ovins de génotype ARQ-VRQ ou AHQ-VRQ.

1.1. Préparation de l'inoculum

L'inoculum utilisé pour les inoculations par voie orale et intra-cérébrale provient d'un pool de 70 encéphales d'ovins Romanov de génotype hyper-sensible VRQ-VRQ, en phase terminale de tremblante issus de l'élevage du domaine INRA de Langlade. Ces encéphales ont été broyés à l'aide d'un ribolyseur (Precess 48, BioRad) afin d'obtenir un homogénat à 10% dans une solution de glucose à 5%.

1.2. Suivis expérimentaux

1.2.1. Inoculation par voie orale

L'inoculation par voie orale permet de reproduire expérimentalement la maladie selon un schéma naturel d'entrée du prion dans l'organisme par le tube digestif au travers des plaques de Peyer de l'iléon. Elle permet de déterminer la cinétique de dissémination de l'agent pathogène dans l'organisme (lympho puis neuro-invasion).

Dans cette étude, 35 agneaux Romanov de génotype ARQ-VRQ et 18 agneaux de génotype AHQ-VRQ ont été inoculés par cette voie. Ces animaux ont reçu l'inoculum en deux fois par tétée naturelle : équivalent de 5g d'encéphale à 24 heures d'âge, renouvelé 3 semaines plus tard.

Pour ces animaux, une cinétique (J60, J90, J120, J180 et J360) a été réalisée afin de suivre l'accumulation du prion dans l'organisme, selon des points clés de la dissémination du prion (phases de lympho puis de neuro-invasion) (Tableau n°3). Un groupe d'animaux (n=16 ARQ-VRQ et n=9 AHQ-VRQ) a été autopsié en phase terminale de la maladie (signes avérés de tremblante : amaigrissement, troubles loco-moteurs, prurit et symptômes nerveux centraux). Les euthanasies ont été réalisées par injection intra-veineuse de T61®.

Point de cinétique (jours)	J60	J90	J120	J180	J360	Phase terminale
ARQ/VRQ	5	5	5	4	-	16
AHQ/VRQ	3	-	3	2	1	9

Tableau 3 : Nombre d'ovins ARQ-VRQ et AHQ-VRQ autopsiés en cinétique après inoculation par voie orale.

1.2.2. Inoculation par voie intra-cérébrale

Sept ovins de chaque génotype ont été inoculés par voie intra-cérébrale à raison de 400 µL d'inoculum sous anesthésie générale (mélange Valium/Kétamine). Cette voie d'inoculation permet de court-circuiter la phase d'invasion périphérique de l'organisme. Les animaux ont été euthanasiés par injection intra-veineuse de T61® en phase terminale clinique de la maladie.

1.2.3. Prélèvements

Au cours de l'autopsie, différents prélèvements ont été effectués sur l'ensemble des animaux : prélèvements de système nerveux central (encéphale et moelle épinière) et prélèvements d'organes périphériques (système lymphoïde notamment : rate, différents nœuds lymphatiques, amygdales…). Ces prélèvements ont été réalisés en double :

- une partie a été fixée dans une solution de formol tamponnée à 10% en vue d'analyses histologiques et immunohistochimiques,
- une partie a été congelée à -20°C en vue d'analyses biochimiques (ELISA, Western Blot, spectrométrie de masse…).

2. DETECTION DE LA PrPres PAR DOSAGE IMMUNOENZYMATIQUE : ELISA

Les échantillons conservés à -20°C en vue de la détection de PrPres par méthodes biochimiques sont d'abord aliquotés à raison de 175mg +/- 10% de tissus dans des tubes grinding contenant 1.4 ml de glucose à 5% (Biorad) et broyés à l'aide d'un ribolyseur (Precess 48, Biorad) (quatre cycles de 45s de broyage) afin d'obtenir des homogénats tissulaires à 10%.

L'ELISA de détection de la PrPres est réalisée avec le test TeSeE Sheep and Goat (Biorad) selon les recommandations du fabricant.

Deux étapes se succèdent, tout d'abord l'extraction des protéines : 500 µL d'homogénat de tissu à 10 % sont incubés pendant 10 minutes à 37°C dans 500 µL de Tampon A' additionné de 2 µL/mL de protéinase K. Les tubes sont homogénéisés par renversement après ajout de 500 µL de tampon B (butanol) et centrifugés pendant 7 minutes à 20,000g à 4°C. Le surnageant est éliminé et les culots obtenus sont incubés

41

pendant 5 minutes à 100°C avec 25 µL de tampon C (tampon dénaturant) (Figure n°9).

Ensuite vient l'étape de révélation, 125 µL de tampon R6 sont rajoutés aux culots protéiques ainsi obtenus et 100 µL d'échantillon sont déposés en plaque ELISA (R1) et incubés 1h30min à 37°C. Après 3 lavages, les plaques sont incubées avec 100µL d'anticorps secondaire R7 (anticorps anti-PrP couplé à la péroxydase) dilué au 1/10ème pendant 1 heure à 4°C. Les puits sont alors lavés 5 fois puis incubés avec 100µL de solution R8/R9 (chromogène avec dilution au 1/11ème du R9) pendant 30 minutes à température ambiante et à l'obscurité. La réaction est stoppée par ajout de 100 µL (acide sulfurique) par puits de solution Stop et lues au moyen d'un lecteur de plaque (longueur d'onde 450 nm) (Figure n°10).

ELISA: extraction des protéines

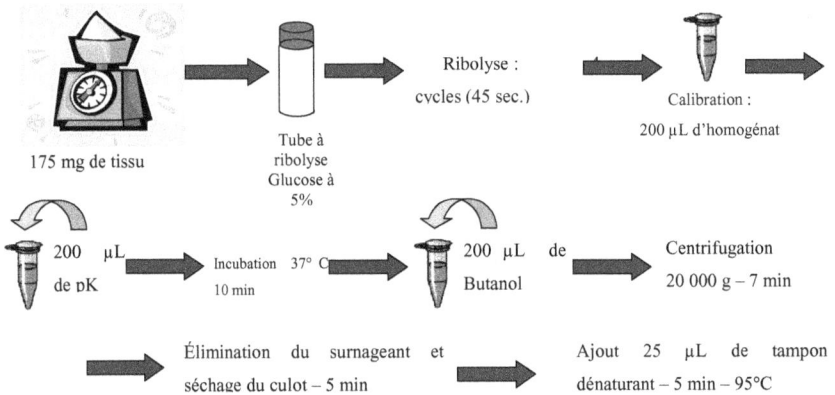

Figure 9 : ELISA : Première étape d'extraction des protéines.

42

ELISA: révélation

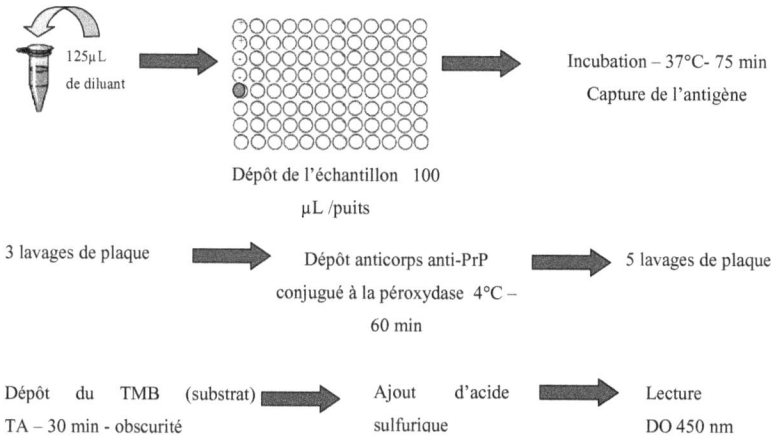

Figure 10 : ELISA : Etape de révélation.

3. DETECTION IMMUNOHISTOCHIMIQUE (IHC) DE LA PrPSc

Après fixation dans une solution de formol tamponnée à 10%, les échantillons sont recoupés et inclus en paraffine, avant d'être coupés au microtome (3-5 µm d'épaisseur).

Les coupes ainsi obtenues sont déposées sur des lames prétraitées (lames Superfrost Plus, Labonord) puis vont être séchées dans une étuve à 56°C pendant toute une nuit. Après cette fixation sur la lame, l'échantillon va être déparaffiné et réhydraté (deux bains successifs de toluène de 10 minutes, un bain d'acétone de 5 min et rinçage à l'eau courante).

Les lames sont ensuite immergées dans un bain d'acide formique à 98% pendant 30 minutes puis chauffées à 121°C pendant 15 minutes sous pression (2.1 bars), immergées en tampon citrate (pH=6.1-6.2) dans une cocotte-minute, ces deux étapes permettant le démasquage antigénique de la PrPSc.

43

La détection de la PrPsc par méthode immunuhistochimique a ensuite été réalisée selon le protocole suivant, à l'aide d'un automate à immunohistochimie (DAKO Autostainer) :

- inhibition des peroxydases endogènes : immersion des lames pendant 5 minutes dans une solution de méthanol contenant 0.3% (w/w) de peroxyde d'hydrogène (solution S2023 prête à l'emploi, DAKO),

- rinçage 5 minutes à l'eau courante,

- blocage des sites antigéniques non spécifiques : incubation de 10 minutes avec du sérum normal de chèvre à 20% dans du PBS,

- incubation avec l'anticorps primaire 8G8 (anticorps monoclonal produit chez la souris, IgG2a, dirigé contre l'épitope 95-108 de la PrP recombinante humaine) dilué au 1/4000ème, pendant 25 minutes,

- rinçage des lames (tampon PBS-lait 0.5% Tween 20),

- incubation avec un anticorps secondaire biotinylé dirigé contre les immunoglobulines de souris, dilué au 9/10ème dans du sérum normal de mouton, pendant 15 minutes (kit K5001, DAKO),

- rinçage des lames (tampon PBS-lait 0.5% Tween 20),

- incubation avec un complexe streptavidine-peroxydase HRP (solution prête à l'emploi, kit K5001, DAKO), pendant 15 minutes,

- rinçage des lames (tampon PBS-lait 0.5% Tween 20),

- incubation avec la solution de DAB (kit K5001, DAKO) pendant 5 minutes,

- rinçage des lames à l'eau courante,

- contre-coloration des lames par une solution d'hématoxyline de Mayer pendant 2 minutes,

- rinçages des lames à l'eau courante et réhydratation puis montage des lamelles.

4. DETECTION DE LA PrPres PAR WESTERN BLOT

Afin de vérifier le profil électrophorétique de la PrPres contenue dans les échantillons positifs en ELISA et/ou IHC, ces mêmes échantillons sont analysés en Western Blot (TeSeE Western Blot, BioRad) selon les recommandations du fabricant. Brièvement, 200 µL d'homogénat tissulaire à 10 % (préparation identique méthode ELISA) sont incubés dans 200 µL de tampon A additionné de 6 µL de protéinase K / ml pendant 10 minutes à 37°C. Après incubation, 200 µL de tampon B sont ajoutés puis les échantillons sont centrifugés pendant 15 minutes à 15,000g à 4°C. Le surnageant est éliminé et les culots sont solubilisés à 100°C pendant 5 minutes dans 100 µL de solution de Laemmli complétée avec 5% (v/v) de β-mercaptoéthanol et 2% (w/v) de SDS (sodium dodécyl sulfate). Les échantillons sont alors centrifugés à nouveau pendant 15 minutes à 15,000g à 4°C. Les surnageants obtenus sont chauffés à 100°C pendant 5 minutes avant électrophorèse.

La séparation électrophorétique est réalisée sur des gels acrylamide SDS-PAGE (home made) à 15% (resolving gel) et 4% (stacking gel) pendant 30 minutes à 80V et 1h30 à 120V. Les protéines sont ensuite transférées sur membrane PVDF à 115V pendant 60 minutes. Après transfert, les membranes sont successivement plongées dans des bains de PBS, éthanol 100% et eau distillée puis saturées pendant 30 minutes avec une solution de blocage. Les membranes sont alors incubées pendant 30 minutes à température ambiante avec l'anticorps Sha 31 (4 µg/mL en PBS-Tween) dirigé contre la séquence YEDRYYRE (148-155) de la séquence PrP (*Féraudet et al., 2005*) et couplé à la peroxydase. Après deux lavages en PBSTween, les membranes sont révélées par une réaction chémiluminescente (ECL+, Amersham) et visualisées avec un système d'analyse d'images assisté par ordinateur (Chemidoc XRS, BioRad).

5. SPECTROMETRIE DE MASSE (MALDI-TOF)

La spectrométrie de masse est une technique physique d'analyse permettant de détecter et d'identifier des molécules d'intérêt par mesure de leur masse, et de caractériser leur structure chimique.

Son principe (Figure n°11) réside dans la séparation en phase gazeuse de molécules chargées (ions) en fonction de leur rapport masse/charge (*m/z*). La spectrométrie de masse est utilisée dans pratiquement tous les domaines scientifiques : physique, astrophysique, chimie en phase gazeuse, chimie organique, dosages, biologie, médecine...

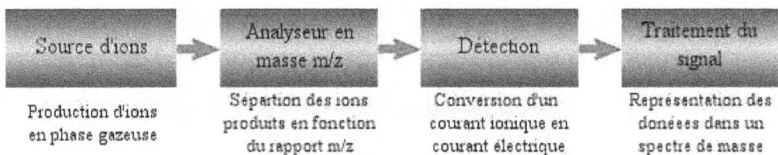

Source d'ions	Analyseur en masse m/z	Détection	Traitement du signal
Production d'ions en phase gazeuse	Séparation des ions produits en fonction du rapport m/z	Conversion d'un courant ionique en courant électrique	Représentation des donées dans un spectre de masse

Figure 11 : Spectrométrie de masse (source : Wikipédia).

5.1. Source d'ions : La désorption-ionisation laser assistée par matrice (MALDI)

Un faisceau laser pulsé est utilisé, généralement dans le domaine des ultraviolets, pour désorber et ioniser un mélange matrice/échantillon co-cristallisé sur une surface métallique, la cible (Figure n°12).

Les molécules de matrice absorbent l'énergie transmise par le laser sous forme de photons UV, s'excitent et s'ionisent. L'énergie absorbée par la matrice provoque sa dissociation et son passage en phase gazeuse. Les molécules de matrice ionisées transfèrent leur charge à l'échantillon. L'expansion de la matrice entraîne l'échantillon au sein de la phase gazeuse dense où il va finir de s'ioniser.

L'ionisation de l'échantillon a donc lieu soit dans la phase solide avant la désorption, soit par transfert de charge lors de collisions avec la matrice excitée après désorption. Elle conduit à la formation d'ions monochargés et multichargés.

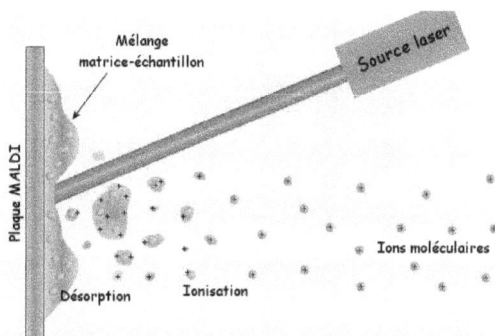

Figure 12 : Source d'ions de spectrométrie de masse (source : Wikipédia).

5.2. Analyseur : la séparation dans le temps, fondée sur la vitesse des ions (Time Of Flight : TOF)

Un analyseur à temps de vol se compose d'une zone d'accélération où est appliquée la tension accélératrice, et d'une zone appelée tube de vol, libre de champ. Les ions accélérés pénètrent dans le tube de vol libre de tout champ. La séparation des ions ne va donc dépendre que de la vitesse acquise lors de la phase d'accélération. Les ions de rapport m/z le plus petit parviendront au détecteur les premiers. Pour chaque groupe d'ions de même rapport m/z, un signal est enregistré au niveau du détecteur sous la forme d'une fonction temps/intensité (Figure n°13).

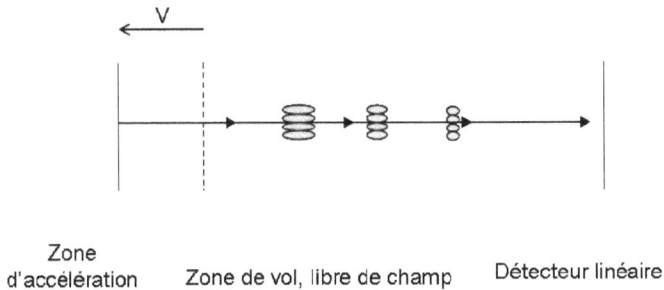

Figure 13 : Analyseur de spectrométrie de masse (source : Wikipédia).

5.3.   Utilisation du MALDI-TOF dans cette étude

La quantification des variants alléliques de la protéine prion au codon 136 dans l'encéphale des ovins de notre étude a été réalisée par analyse MALDI-TOF selon la technique décrite par N. Morel au CEA Saclay (*Morel et al., 2007*).

5.3.1. Purification de la PrPc et de la PrPSc à partir des encéphales d'ovins

Des homogénats tissulaires à 20% d'obex (tronc cérébral postérieur) ont été réalisés : 350 mg +/- 10% de tissu broyés à l'aide d'un ribolyseur (Precess 48, BioRad) dans des tubes grinding contenant 1.4 ml de glucose à 5% (BioRad).

Afin d'immuno-purifier la PrPc, l'homogénat d'encéphale à 20% a été dilué au demi dans une solution de glucose à 5% et 6 mL du nouvel homogénat à 10% ainsi obtenu ont été dilués dans un tampon d'extraction 2x (20 mM Tris pH 7,4, 20 mM EDTA, 0,2 M NaCl, 2% DOC, 1% NP40) puis incubé à 37°C pendant 10 minutes avant clarification par centrifugation (500 g, 2 minutes). Le surnageant a ensuite été dilué au 1/5ème dans un tampon d'extraction, et incubé une nuit à 4°C avec l'anticorps monoclonal anti-PrP Sha31 couplé au Sepharose 4B (équivalent de 150 µL de gel). Dans ces conditions, seule la PrPc est immuno-purifiée puisque l'anticorps monoclonal Sha31 ne se lie pas à la PrPSc agrégée.

La PrPSc a été purifiée en deux étapes : d'abord selon une préparation des SAFs en utilisant le kit TeSeE Purification (BioRad), puis une immuno-précipitation de la PrPSc dénaturée. Brièvement, les SAFs ont été purifiées à partir de 6 tubes de 500 µL d'homogénat à 20 % en utilisant le kit TeSeE purification (BioRad) qui inclut une extraction de la PrP avec un mélange de détergents, un traitement à la protéinase K afin d'éliminer la PrPc, et une étape de centrifugation afin de concentrer la PrPSc agrégée. Les six culots correspondant ont ensuite été dénaturés et solubilisés dans du tampon C1 (mélange de détergents et d'agents chaotropes) avant d'être incubés à 100°C pendant 10 min. Les échantillons sont ensuite dilués au $1/10^{ème}$ dans le tampon d'extraction et incubés à température ambiante pendant 4 heures avec 300 µL d'anticorps Sha 31 couplé au Sepharose 4B. Dans ces conditions, la PrPSc est sélectivement purifiée puisque la PrPc a été détruite par le traitement à la protéinase K. De plus, la PrPSc est reconnue par l'anticorps monoclonal Sha31.

Après trois lavages en PBS contenant 1% de Tween 20, la PrP a été éliminée des gels d'affinité par un chauffage de 5 minutes à 100°C avec 50 µL de tampon Laemmli (62.5 mMTris/HCl pH6.8 ; 2% SDS ; 10% glycérol ; 0.01% de bleu de bromophénol). Les échantillons sont alors fractionnés en SDS-PAGE (12% acrylamide). Après électrophorèse, les protéines sont colorées au bleu de Coomassie.

L'efficacité de l'immunoprécipitation a été déterminée en mesurant la PrPc et la PrPSc par méthode ELISA dans les surnageants. Dans tous les cas, plus de 95% de la PrP est immuno-précipitée.

5.3.2. **Détermination des ratios ARQ/VRQ ou AHQ/VRQ et des concentrations absolues des allèles ARQ/AHQ et VRQ**

Les bandes d'intérêt ont été excisées des gels SDS-PAGE et coupées en fragments d'un mm3. Ces fragments ont été lavés successivement pendant 10 minutes avec de l'eau et de l'acétonitrile 100%. L'acétonitrile a été éliminé et les fragments ont été séchés avant d'être digérés avec 50 µL de trypsine de porc à 20 ng/mL pendant 30 minutes à 50°C. Les échantillons ont été analysés :

- soit directement en spottant 1 µL du matériel digéré sur la plaque MALDI et en ajoutant 1 µL de matrice CHCA (10 mg/mL acide alpha-cyanohydroxycinnamique dans acétonitrile 50% et 0.3% acide trifluoroacétique dans eau, Sigma), pour obtenir le ratio entre les deux allèles,

- soit après mélange avec la PrP recombinante $H_2^{18}O$ digérée, pour une quantification absolue. La production de PrP recombinante ARQ, AHQ ou VRQ a été réalisée préalablement afin de servir de standard pour l'ensemble des expérimentations (*Morel et al., 2007*).

La méthode a été mise au point en mélangeant les différentes protéines recombinantes selon des ratios connus (90 /10, 88 /12, 85 /15, 80 /20, 70 /30, 60 /40, 50 /50, 40 /60, 30 /70, 15 /85, 12/88, 10/90) avec différentes concentrations finales de PrP (800 µg/mL, 80 µg/mL et 8 µg/mL) (*Morel et al., 2007*).

6. BIOESSAIS EN SOURIS TRANSGENIQUES Tg338

Afin d'identifier les souches de prion qui se sont développées sur les ovins ARQ-VRQ et AHQ-VRQ en expérimentation, des bio-essais en souris transgéniques ont été effectués. Le modèle utilisé est la souris Tg338, transgénique pour l'allèle VRQ de la protéine prion ovine, et qui est considéré comme le modèle le plus efficace de détection de l'infectiosité tremblante ovine (*Vilotte et al., 2001*). Des cages de 6 souris ont été inoculées par voie intra-cérébrale avec les homogénats d'encéphale ovin d'intérêt, à raison de 20 µL d'homogénat par souris. Celles-ci ont été surveillées quotidiennement jusqu'à survenue des signes cliniques d'encéphalopathie spongiforme puis euthanasiées par dislocation cervicale. L'encéphale et la rate de chaque souris ont été prélevés et congelés à -20°C pour analyses ultérieures (Western Blot principalement).

TROISIEME PARTIE : RESULTATS

1. INOCULATIONS DES OVINS PAR VOIE ORALE

1.1 Durées d'incubation

Les durées d'incubation des ovins ARQ-VRQ et AHQ-VRQ euthanasiés en phase terminale de tremblante sont présentées dans le Tableau n°4.

Génotype	Durée d'incubation (jours)	Moyenne	Ecart-type	Génotype	Durée d'incubation (jours)	Moyenne	Ecart-type
ARQ/VRQ N=16	287,00	285,56	27,10	AHQ/VRQ N =9	482,00	422,11	45,26
	302,00				403,00		
	313,00				448,00		
	342,00				434,00		
	266,00				477,00		
	267,00				399,00		
	298,00				362,00		
	296,00				357,00		
	263,00				437,00		
	266,00						
	283,00						
	238,00						
	331,00						
	277,00						
	266,00						
	274,00						

Tableau 4 : Durées d'incubation des ovins ARQ-VRQ et AHQ-VRQ inoculés par voie orale (données individuelles, moyenne et écart-type par génotype considéré).

Les durées d'incubation des ovins ARQ-VRQ s'étalent entre 238 et 342 jours, avec une moyenne de 285.56 +/- 27.10 jours, alors que celles des ovins AHQ-VRQ s'échelonnent entre 357 et 482 jours avec une moyenne de 422.11 +/- 45.26 jours. On constate donc qu'il existe une différence significative ($p<0.05$) entre la durée d'incubation moyenne d'ovins ARQ-VRQ inoculés par voie orale et celle d'ovins AHQ-VRQ inoculés par la même voie avec le même pool d'inoculum. La durée d'incubation des ovins AHQ-VRQ correspond à environ 1.7 fois celle des ovins ARQ-VRQ.

53

1.2. Cinétique d'accumulation de la protéine prion dans l'organisme des ovins inoculés par voie orale

Les résultats de la détection combinée de PrPSc par méthodes ELISA et IHC dans les différents prélèvements effectués à l'autopsie permettent de déterminer la cinétique d'accumulation de la protéine prion dans le système nerveux central et le tissu lymphoïde. La présence de PrP anormale a été considérée comme positive lorsque l'une des deux méthodes au moins permettait de mettre en évidence celle-ci. Le tableau n°5 et les figures n°14 et n°15 récapitulent ainsi le nombre d'ovins positifs en PrPSc dans le système nerveux central ou le tissu lymphoïde en fonction du point de cinétique.

ARQ/VRQ	J60	J90	J120	J180	J360	Phase terminale
Tissu lymphoïde	1/5	4/5	3/5	4/4		16/16
SNC	ND	ND	ND	4/4		16/16

AHQ/VRQ	J60	J90	J120	J180	J360	Phase terminale
Tissu lymphoïde	0/3	ND	1/3	1/2	1/1	6/9
SNC	ND	ND	ND	0/2	1/1	9/9

Tableau 5 : Détection de la PrPSc par ELISA et/ou IHC dans le tissu lymphoïde et le système nerveux central des ovins ARQ-VRQ et AHQ-VRQ inoculés par voie orale, en fonction des points de cinétique.

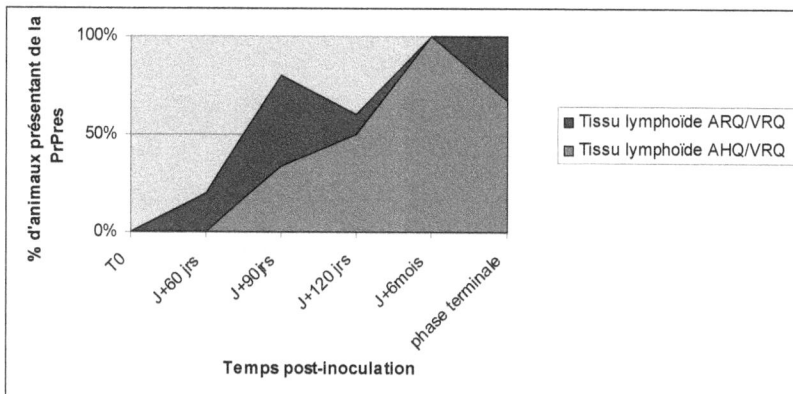

Figure 14 : Détection de la PrPSc par ELISA et/ou IHC dans le tissu lymphoïde des ovins ARQ-VRQ et AHQ-VRQ inoculés par voie orale, en fonction des points de cinétique.

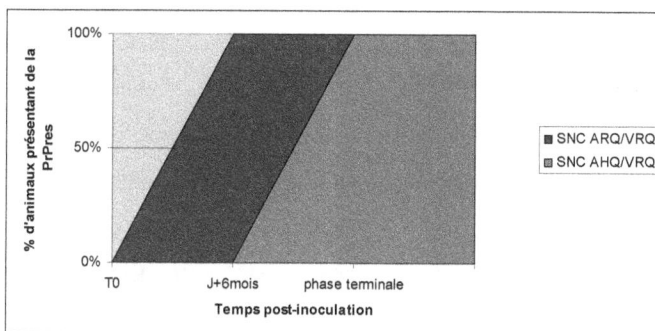

Figure 15 : Détection de la PrPSc par ELISA et/ou IHC dans le système nerveux central des ovins ARQ-VRQ et AHQ-VRQ inoculés par voie orale, en fonction des points de cinétique

La dissémination de la protéine prion dans l'organisme est donc clairement ralentie chez les ovins de génotype AHQ-VRQ par rapport aux ARQ-VRQ, puisque au point J180 la totalité des animaux ARQ-VRQ examinés sont positifs dans les tissus lymphoïdes alors que seulement 1 ovin AHQ-VRQ sur 2 est positif. L'accumulation de protéine prion anormale est détectable dès J60 chez les ovins ARQ-VRQ alors qu'il faut attendre J120 pour commencer à détecter de la PrPSc dans le tissu lymphoïde des ovins AHQ-VRQ. De même, au même point d'expérimentation (J180), la phase de neuro-invasion est déjà largement amorcée chez les ovins ARQ-VRQ alors qu'aucun dépôt de PrPSc n'est détectable dans le système nerveux central des ovins AHQ-VRQ.

En phase terminale de la maladie, tous les animaux de deux génotypes hébergent de la PrPSc dans leur système nerveux central. La détection de PrPSc dans le tissu lymphoïde est également de 100% chez les ovins ARQ-VRQ alors qu'elle reste plus parcellaire chez les ovins AHQ-VRQ (seulement 6 animaux sur les 9 étudiés sont positifs dans le tissu lymphoïde).

A ce stade des expérimentations, la différence observée entre les durées d'incubation des ovins ARQ-VRQ et AHQ-VRQ pourrait donc s'expliquer :

- par un retard à l'accumulation périphérique de la PrPSc et donc à sa conversion dans les organes périphériques, préalable à la phase de neuro-invasion,

- par une différence de souche de prion se développant sur un génotype par rapport à l'autre ; l'inoculum de départ étant un pool de 70 encéphales d'ovins VRQ-VRQ en phase clinique de tremblante, on peut penser qu'il existe au départ un mélange de souches de prion dont certaines seraient plus aptes à se propager sur un génotype plutôt qu'un autre,

- par l'interférence allélique qui peut exister entre les deux génotypes : la substitution d'un résidu histidine (H) à la place de l'arginine (R) en position 154 pourrait influer sur la vitesse de transconformation de la PrPc en PrPSc et la ralentir, retardant ainsi la lympho-invasion puis l'envahissement du système nerveux central.

2. INOCULATIONS DES OVINS PAR VOIE INTRA-CEREBRALE

Les durées d'incubation individuelles des ovins ARQ-VRQ et AHQ-VRQ inoculés par voie intra-cérébrale sont présentées dans le tableau n°6, ainsi que les moyennes +/- écart-type par génotype.

Génotype	Incubation (jours)	Moyenne	Ecart-type
ARQ-VRQ (n=7)	165		
	172		
	172		
	203	191.71	21.31
	204		
	208		
	218		
AHQ-VRQ (n=7)	254		
	255		
	278		
	279	276.57	15.97
	289		
	289		
	292		

Tableau 6 : Durées d'incubation individuelles, moyenne et écart-type par génotype, des ovins ARQ-VRQ et AHQ-VRQ inoculés par voie intra-cérébrale.

La durée d'incubation moyenne des ovins ARQ-VRQ inoculés par voie orale est de 191.71 +/- 21.31 jours alors que celle des ovins AHQ-VRQ inoculés par la même voie est de 276.57 +/- 15.97 jours, ce qui correspond à un allongement de la durée d'incubation d'environ 1.7 fois par rapport aux ARQ-VRQ, ratio identique à celui constaté entre les durées d'incubation des ovins inoculés par voie orale (*cf supra*).

L'utilisation de la voie intra-cérébrale permettant de « court-circuiter » la dissémination périphérique du prion dans l'organisme, les différences significatives ($p < 0.05$) de durées d'incubation entre les deux génotypes ne peuvent donc pas être expliquées par un retard à l'accumulation périphérique avant la neuro-invasion de la PrPSc chez les ovins AHQ-VRQ.

3. PROFILS WESTERN BLOT ET BIOESSAIS

Afin de vérifier le profil de la souche de prion qui s'est développée dans les deux types de génotypes d'ovins, les troncs cérébraux d'ovins de génotype ARQ-VRQ et AHQ-VRQ, inoculés soit par voie orale, soit par voie intra-cérébrale, en phase terminale de la maladie ont été analysés en Western Blot (Figure n°16).

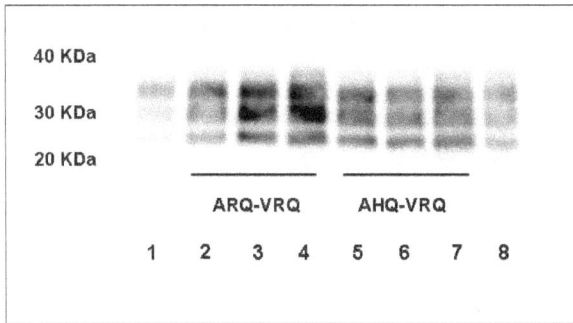

Figure 16 : Western Blot sur homogénats à 10% de tronc cérébral d'ovins ARQ-VRQ et AHQ-VRQ inoculés par voie intra-cérébrale, en phase terminale de tremblante. Piste 1 : témoin Langlade 21K Slow ; pistes 2, 3 et 4 : tronc cérébral de trois ovins ARQ-VRQ ; pistes 5, 6 et 7 : tronc cérébral de trois ovins AHQ-VRQ ; piste 8 : témoin Langlade 21K Fast (anticorps monoclonal Sha31-POD, révélation ECL+).

Le profil électrophorétique obtenu dans les deux cas est un profil de tremblante classique en trois bandes avec une bande basse à 21 KDa (pistes 2 à 7). Le glycoprofile (ratio entre les intensités relatives des bandes bi-, mono- et non glycosylée) fait apparaître une souche de type Langlade 21K Fast, puisque l'intensité des trois bandes Western Blot est quasi-similaire (ratio d'environ 33/33/33) (pistes 2 à 7) et identique à celui d'un ovin témoin expérimentalement inoculé avec une souche Langlade 21K Fast (piste 8), et différent du glycoprofile obtenu avec un homogénat de tronc cérébral d'un ovin inoculé par voie intra-cérébrale avec une souche Langlade 21K Slow, dans lequel la bande bi-glycosylée a une intensité plus forte que les deux autres bandes (ratio d'environ 60/20/20) (piste 1).

Enfin, des homogénats d'encéphales à 10% correspondant à des ovins de génotype ARQ-VRQ et AHQ-VRQ, inoculés soit par voie orale, soit par voie intra-cérébrale, en phase terminale de tremblante, ont été inoculés à des souris transgéniques Tg338, surexprimant l'allèle VRQ ovin. Les durées d'incubation moyennes de ces souris Tg338 :

- sont de **62.00 +/- 2.90 jours** pour les souris inoculées avec les homogénats de tronc cérébral d'ovins ARQ-VRQ,
- sont de **60.67 +/- 0.52 jours** pour les souris inoculées avec les homogénats de tronc cérébral d'ovins AHQ-VRQ.

De plus, l'analyse du profil lésionnel (intensité des lésions de vacuolisation cérébrale dans 16 zones des encéphales de souris), des dépôts de PrPSc en Pet-Blot et du profil Western Blot de ces souris (données non présentées) est rigoureusement identique entre les deux types d'homogénats.

La souche de prion qui s'est développée sur les ovins des deux génotypes est donc identique et correspond bien à une souche de type 21K Fast.

4.QUANTIFICATION DES VARIANTS ARQ/AHQ VERSUS VRQ EN MALDI-TOF

4.1. Ratio des variants de protéine prion cellulaire (PrPc)

Trois homogénats de tronc cérébral postérieur d'ovins ARQ-VRQ et AHQ-VRQ en phase terminale de tremblante ont été soumis à l'analyse par MALDI-TOF afin de déterminer les ratios des variants ARQ ou AHQ et du variant VRQ de la protéine prion cellulaire (PrPc). Les résultats de cette analyse sont présentés dans le tableau n°7 (pourcentages relatifs des deux allèles par génotype) et la figure n°17).

Ovin	Génotype	Allèle ARQ (2330 Da) %	Allèle VRQ (2360 Da) %
070065	ARQ/VRQ	44,55	55,45
070097	ARQ/VRQ	46,46	53,54
070146	ARQ/VRQ	44,73	55,27
Moyenne		**45,24**	**54,76**

Ovin	Génotype	Allèle AHQ (2330 Da) %	Allèle VRQ (2360 Da) %
070027	AHQ/VRQ	45,93	54,07
070138	AHQ/VRQ	46,43	53,57
070482	AHQ/VRQ	54,12	45,88
Moyenne		**48,83**	**51,17**

Tableau 7 : Ratio des variants ARQ/AHQ et VRQ exprimés par l'isoforme normale de PrP (PrPc) pour trois ovins ARQ-VRQ et trois ovins AHQ-VRQ inoculés par voie intra-cérébrale, en phase terminale de tremblante.

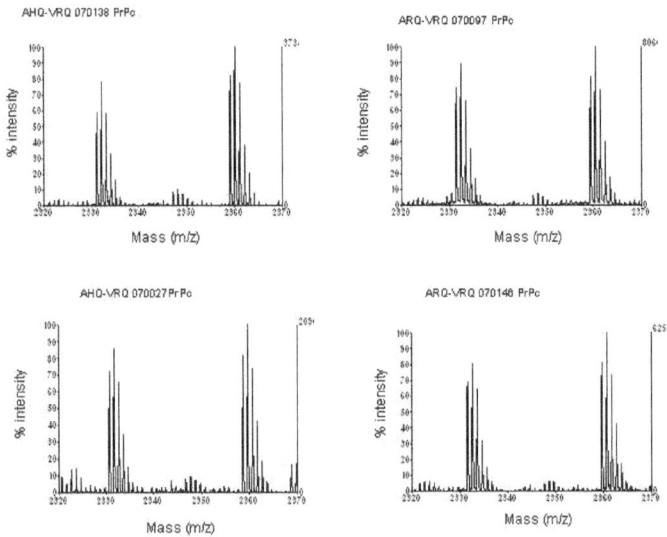

Figure 17 : : Pourcentages des variants ARQ/AHQ et VRQ exprimés par la protéine prion cellulaire (PrPc) chez des ovins ARQ-VRQ et AHQ-VRQ inoculés par voie intra-cérébrale, en phase terminale de tremblante.

Chez les animaux hétérozygotes ARQ-VRQ et AHQ-VRQ, on constate dont que les deux variants (ARQ ou AHQ, et VRQ) sont représentés de façon équivalente dans l'isoforme normale de la PrP (PrPc), avec environ 50% du variant allélique ARQ (ou AHQ) et 50% du variant allélique VRQ.

4.2. Ratio des variants de protéine prion anormale (PrPSc)

De même, ces trois homogénats de tronc cérébral postérieur d'ovins ARQ-VRQ et AHQ-VRQ en phase terminale de tremblante ont été soumis à l'analyse par MALDI-TOF afin de déterminer les ratios des variants ARQ ou AHQ et du variant VRQ de la protéine prion anormale (PrPSc). Les résultats de cette analyse sont présentés dans le tableau n°8 (pourcentages relatifs des deux allèles par génotype) et la figure n°18).

Ovin	Génotype	Allèle ARQ (2330 Da) %	Allèle VRQ (2360 Da) %
070065	ARQ/VRQ	10,80	89,20
070097	ARQ/VRQ	10,68	89,32
070146	ARQ/VRQ	9,37	90,63
Moyenne		**10,28**	**89,72**

Ovin	Génotype	Allèle AHQ (2330 Da) %	Allèle VRQ (2360 Da) %
070027	AHQ/VRQ	7,99	92,01
070138	AHQ/VRQ	3,35	96,65
070482	AHQ/VRQ	8,70	91,30
Moyenne		**6,68**	**93,32**

Tableau 8 : Ratio des variants ARQ/AHQ et VRQ exprimés par l'isoforme anormale de PrP (PrPSc) pour trois ovins ARQ-VRQ et trois ovins AHQ-VRQ inoculés par voie intra-cérébrale, en phase terminale de tremblante.

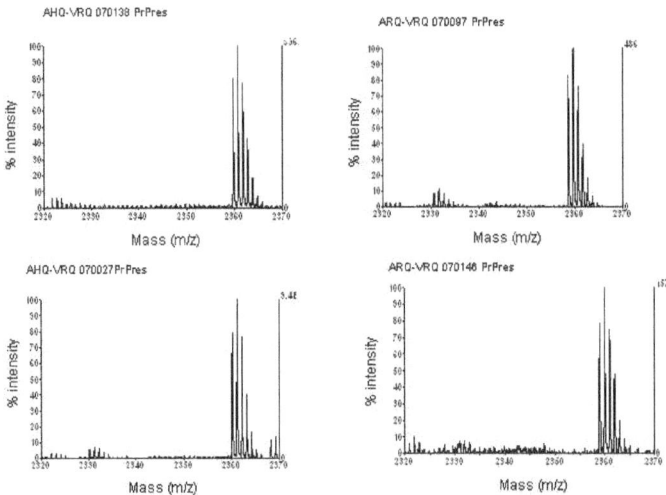

Figure 18 : Pourcentages des variants ARQ/AHQ et VRQ exprimés par la protéine prion anormale (PrPSc) chez des ovins ARQ-VRQ et AHQ-VRQ inoculés par voie intra-cérébrale, en phase terminale de tremblante.

Lorsque l'on s'intéresse à des ovins expérimentalement inoculés avec une souche Langlade, par voie intra-cérébrale ou orale, on constate que le variant VRQ s'accumule de façon préférentielle voire exclusive dans la forme PrPSc de la protéine prion. En effet, environ 90% de la protéine prion trans-conformée sont composés du variant VRQ alors que les variants ARQ ou AHQ représentent moins de 10% de la PrPSc. Ces données indiquent donc que le variant VRQ, chez des ovins hétérozygotes inoculés avec une souche Langlade 21K Fast, est quasi-exclusivement converti lors de la trans-conformation de la PrPc en PrPSc.

DISCUSSION

1. Une durée d'incubation allongée chez les AHQ-VRQ inoculés par voie orale

Lors d'inoculation expérimentale par voie orale avec une souche de tremblante naturelle sur des ovins de génotype AHQ-VRQ, la durée d'incubation était environ 1.7 fois plus longue que pour les ovins ARQ-VRQ (422 jours en moyenne pour les AHQ-VRQ contre 285 jours en moyenne pour les ARQ-VRQ). Les signes cliniques chez les ovins AHQ-VRQ surviennent après une phase de lympho-invasion périphérique plus longue que chez les ARQ-VRQ. De plus, la lympho-invasion semble retardée chez les ovins AHQ-VRQ : le tissu lymphoïde est positif à 120 jours post inoculation, alors que dès 60 jours post inoculation, de la PrPSc est détectée dans les organes lymphoïdes chez les ARQ-VRQ (plaques de Peyer de l'iléon notamment).

Ainsi, le retard à l'accumulation de la PrPSc dans les organes lymphoïdes périphériques, et donc le retard à l'invasion du système nerveux périphérique puis du système nerveux central chez les AHQ-VRQ, pourrait expliquer la différence significative observée entre les durées moyennes d'incubation des ovins des deux génotypes.

Une seconde hypothèse pourrait être avancée en lien avec la dose inoculée. L'inoculation par voie orale est considérée comme la meilleure approche pour mimer la contamination naturelle chez les petits ruminants. Il a été démontré que la dose inoculée peut faire considérablement varier les durées d'incubation. Des ovins du troupeau INRA de Langlade de génotype VRQ-VRQ ont été inoculés expérimentalement par voie orale avec 5g du pool d'inoculum utilisé dans notre étude. Les durées d'incubation obtenues sur ce groupe d'ovins surexposés à la tremblante par voie orale ont été comparées avec les durées d'incubation d'ovins de même génotype contaminés naturellement. Chez les ovins expérimentalement exposés, la phase de neuro-invasion était beaucoup plus précoce et la durée d'incubation était fortement réduite par rapport aux ovins contaminés naturellement (*Tabouret et al., 2010*). L'effet dose a également été confirmé sur des bovins expérimentalement exposés à l'agent de ESB par voie orale, avec un allongement évident de la durée d'incubation lors d'inoculation par voie orale avec des doses dégressives (*Wells et al., 2007*). Dans notre étude, cette hypothèse est probablement exclue, puisque les ovins ont été exposés oralement avec un volume / dose identiques (inoculum administré deux fois à trois semaines d'intervalle).

2. Une durée d'incubation allongée chez les AHQ-VRQ inoculés par voie intra-cérébrale

Lors de l'inoculation expérimentale par voie intra-cérébrale, la durée d'incubation moyenne des ovins AHQ-VRQ est également environ 1.7 fois plus longue que celle des ovins ARQ-VRQ (276 jours en moyenne pour les AHQ-VRQ contre 191 jours en moyenne pour les ARQ-VRQ). La différence de durée d'incubation observée lors de l'inoculation orale est du même ordre de grandeur lors d'inoculation intra-cérébrale, alors que la phase de dissémination périphérique est court-circuitée puisque l'agent est directement inoculé dans le tissu nerveux central cible.

Ainsi, le retard observé lors de la phase de lympho-invasion périphérique ne permet pas d'expliquer la différence de durée d'incubation, puisque cette différence est également constatée lors d'inoculation intra-cérébrale. L'hypothèse qui en résulte pourrait être celle d'une homologie ou d'une différence de souche se développant sur les deux groupes d'ovins inoculés à partir d'un même inoculum de départ.

3. Une souche identique se développant sur les ovins des deux génotypes

Afin d'évaluer les souches de prion qui ont pu se développer sur les deux groupes d'ovins, une analyse Western Blot des encéphales des ovins en phase terminale de tremblante, ainsi que des bio-essais en souris transgéniques, ont été entrepris. Comme nous avons pu le constater, l'analyse Western Blot démontre, chez les ovins ARQ-VRQ et AHQ-VRQ, inoculés par voie orale, ou par voie intra-cérébrale, la présence d'une souche de type Langlade 21K fast (bande non glycosylée à 21 KDa, avec un glycoprofil montrant une intensité quasi-identique entre les trois bandes de la PrPSc).

Les bio-essais sur souris Tg338 ont conduit i) à des durées d'incubation murine d'environ 60 jours dans les deux cas, ii) à une analyse Western Blot des encéphales des souris proche de celle des ovins d'origine ayant servi aux bio-essais. Ainsi, sur ces critères biochimiques et biologiques, la souche qui se développe sur les ovins des deux génotypes paraît être la même, ce qui n'expliquerait donc pas les différences observées en termes de durée d'incubation.

L'inoculum d'origine est un pool de 70 encéphales d'ovins VRQ-VRQ du troupeau INRA de Langlade dans lequel on peut s'attendre à avoir un mélange de souches de prion. En particulier, au moins deux types de souches semblent circuler dans ce troupeau : une souche Langlade 21K Fast (majoritairement retrouvée chez les ovins porteurs à l'état homozygote ou hétérozygote de l'allèle VRQ), et une souche Langlade 21K Slow (majoritairement retrouvée chez des ovins homozygotes ou hétérozygotes pour l'allèle ARQ). Toutefois, cette distinction reste arbitraire puisque la souche Langlade 21K Slow peut également se développer sur des ovins homo- ou hétérozygotes pour l'allèle VRQ.

Dans une autre série de données non publiées, des ovins de génotype ARQ-ARQ ont été inoculés par voie orale avec ce même pool d'inoculum. Les durées d'incubation ont été de 625 +/- 181 jours, et donc clairement différentes de celles obtenues pour les ovins ARQ-VRQ et AHQ-VRQ. Chez ces ovins ARQ-ARQ, la souche de tremblante qui s'est développée était de type Langlade 21K Slow (données Western Blot : bande non glycosylée à 21KDa, mais avec un ratio d'intensité des trois bandes de PrPSc de type 60%/20%/20%). Lors de bio-essais en souris transgéniques Tg338 avec des homogénats de tronc postérieur de ces ovins ARQ-ARQ en phase terminale de la maladie, les durées d'incubation ont été de 245 +/- 35 jours, ce qui correspond bien aux durées d'incubation attendues avec une souche Langlade 21K Slow. Cette série d'expérimentations a donc permis de démontrer que l'inoculum de départ contenait bien un mélange de souches de prions, avec au moins une souche Langlade 21K Fast et une souche Langlade 21K Slow.

A ce stade de l'étude, les différences observées entre les durées d'incubation des ARQ-VRQ et des AHQ-VRQ ne peut donc pas s'expliquer par un retard à la conversion et à l'accumulation périphérique de la protéine prion, ni par une différence de souches se développant sur les deux génotypes.

4. L'effet dominant négatif de l'allèle AHQ sur la conversion de la PrPc en PrPSc

La spectrométrie de masse MALDI-TOF nous a permis d'explorer les ratios relatifs et absolus des variants alléliques convertis en PrPSc chez les ovins de notre étude en phase terminale de la maladie. Cette technique a été mise au point afin de pouvoir évaluer les différentes formes alléliques de la protéine prion dans les tissus, étant donnée l'importance des polymorphismes du gène PRP dans la pathogenèse de la tremblante chez les ovins. Cette méthode s'est avérée cruciale chez des ovins hétérozygotes puisque préalablement aucune technique ne permettait d'évaluer la contribution respective de chaque variant dans les formes PrPc ou PrPSc de la protéine. En raison de la faible abondance de la PrP dans le tissu cérébral (quelques µg / g de tissu frais), une étape de purification de la PrP est nécessaire : elle a été obtenue en combinant une immuno-précipitation efficace à la migration en SDS-PAGE afin d'obtenir une protéine prion quasi-pure. Ainsi, l'analyse MALDI-TOF de digestats trypsinés en solution permet de déterminer un ratio relatif de chaque variant, ou bien un ratio absolu en utilisant un standard interne de référence (peptide marqué à l' ^{18}O en position C-terminale).

A l'état naturel, chaque variant allélique de la PrPc est exprimé de façon identique chez les ovins : ainsi les ratios variant ARQ/variant VRQ et variant AHQ/variant VRQ sont d'environ 50%/50%. Cette donnée avait déjà été établie chez des ovins sains hétérozygotes de génotype ARQ-VRQ et ARR-VRQ (*Morel et al., 2007*).

En revanche, on constate que dans la PrPSc, le variant VRQ s'accumule de façon majoritaire, voire quasi-exclusive (plus de 90% de variant VRQ, contre moins de 10% de variant ARQ ou AHQ). Ainsi, dans les deux groupes d'ovins, la PrPSc obtenue en phase terminale de la maladie est similaire, et quasi-exclusivement composée du variant VRQ.

Dans une autre série d'expérimentations non publiées, des ovins de génotype ARR-VRQ ont été inoculés par voie intra-cérébrale avec le même pool d'inoculum. La durée d'incubation obtenue chez ces ovins est de 189 +/- 31 jours, soit une durée d'incubation équivalente à celle des ovins ARQ-VRQ inoculés par voie intra-cérébrale. L'analyse MALDI-TOF des variants alléliques de la PrPSc chez ces ovins ARR-VRQ a mis en évidence une PrPSc quasi-exclusivement composée du variant VRQ, comme dans notre étude. Ainsi, il semble que l'allèle ARR ne joue pas un rôle dominant négatif sur la conversion du variant VRQ en PrPSc, par rapport à l'allèle ARQ, puisque les durées d'incubation entre ces deux groupes d'ovins sont identiques.

En conclusion, il semble donc que le variant AHQ « gêne » spécifiquement la conversion ultérieure du variant VRQ en PrPSc, et donc retarde le moment où l'accumulation de PrPSc est telle qu'elle déclenche les lésions de neuro-dégénérescence et donc les signes cliniques.

5. Perspectives

La technique de MALDI-TOF développée par N. Morel au CEA (*Morel et al., 2007*) a donc prouvé son efficacité dans l'étude des variants alléliques au codon 136 du gène PRP chez des ovins hétérozygotes pour ce même codon atteints de tremblante. La poursuite des travaux devrait permettre la mise au point de cette méthode pour les autres codons du gène PRP : codons 154 et 171 notamment, mais pourrait également être explorée pour des codons de ce même gène découverts plus récemment et impliqués dans d'autres formes de tremblante, en particulier le codon

141 (polymorphisme F ou L) qui semble particulièrement associé aux formes de tremblante atypique (*Benestad et al., 2008*).

Afin de peaufiner également les résultats obtenus dans notre étude, des dosages de PrPc et de PrP totale devraient également être réalisés afin de vérifier que les niveaux de protéine cellulaire sont identiques chez des ovins de génotypes différents et dans les différentes zones de l'encéphale (expérimentations en cours). Enfin, une série d'ovins de génotype AHQ-VRQ ont été inoculés par voie intra-cérébrale avec le même pool d'inoculum de départ et seront sacrifiés à 190 jours environ (durée d'incubation correspondant à celle des ovins ARQ-VRQ en phase terminale de tremblante après inoculation intra-cérébrale) pour comparer les niveaux de PrPSc dans l'encéphale de ces ovins et les comparer à ceux obtenus chez les ARQ-VRQ en phase terminale (expérimentations en cours).

Enfin, au-delà du côté descriptif des résultats que nous avons obtenus, les mécanismes moléculaires d'inhibition de la conversion de la PrPc en PrPSc par le variant AHQ demeurent encore largement méconnus. En 1995, certains auteurs ont avancé l'hypothèse selon laquelle l'inhibition de l'infection par le prion chez des animaux hétérozygotes pourrait être due à la compétition entre les deux différents types de molécules PrP qui se lieraient à un cofacteur commun nécessaire à la propagation du prion, la « protéine X » (*Geoghegan et al., 2009*). Des expériences de conversion *in vitro* de la PrPc, en PMCA, ont montré que cette inhibition dominante-négative (variant Q172R de la PrP de hamster notamment) pouvait être reconstituée *in vitro* en n'utilisant que des substrats purifiés, sans présence de protéines accessoires. Ainsi, il semble que les différentes molécules de PrP entrent en compétition pour se lier à des prions néoformés, plutôt qu'à une protéine cofacteur accessoire, ce qui plaiderait en défaveur de l'existence d'une protéine X (*Geoghegan et al., 2009*).

CONCLUSION

Notre travail a permis de démontrer l'effet dominant négatif de l'allèle AHQ sur la conversion de la PrPc en PrPSc chez des ovins AHQ-VRQ inoculés par voie orale et par voie intra-cérébrale avec une souche de tremblante naturelle, par comparaison avec des ovins de génotype ARQ-VRQ, et s'inscrit donc dans le contexte du concept d'interférence allélique dans les maladies à prions.

Les récentes avancées techniques (spectrométrie de masse, amplification *in vitro* PMCA, étude des effets inhibiteurs en culture cellulaire...) permettent à l'heure actuelle d'explorer plus largement ce concept dans l'espèce ovine et devraient ouvrir la voie à de nouvelles séries d'expérimentations afin de mieux comprendre l'effet de la génétique sur la pathogenèse de la tremblante dans l'espèce ovine et les interactions entre souches de prion et espèces hôtes.

De nombreuses interrogations subsistent toutefois, notamment quant aux mécanismes moléculaires de la conversion de la protéine prion cellulaire (PrPc) en protéine prion pathologique (PrPSc) et à l'implication d'autres facteurs, comme la protéine X, dans cette trans-conformation.

REFERENCES BIBLIOGRAPHIQUES

ANDREOLETTI, O., et al.,
Early accumulation of PrPsc in gut associated lymphoid and nervous tissue of susceptible sheep from Romanov flock with natural scrapie.
J. Gen. Virol., 2000, **81**: 3115-3126.

ANDREOLETTI, O., et al.,
PrP(Sc) accumulation in placentas of ewes exposed to natural scrapie : influence of fœtal PrP genotype and effect on ewe-to-lamb transmission.
J Gen Virol, 2002, **83** (Pt 10), 2607-2616

ANDREOLETTI O., SIMON S. *et al.*,
PrPSc accumulation in myocytes from sheep incubating natural scrapie
Nat Med, 2004, **10** (6), 591-593

BROCHARD
Programme national d'amélioration génétique pour la résistance à la tremblante, bilan de la campagne 2004.
INRA, MAP, Institut de l'élevage, OFIVAL et ONILAIT. Compte rendu n° 010578014, 2005

BRUCE, M. E., FRASER, H.,
Scrapie strain variation and its implications,
Curr Top Microbiol Immunol , 1991, **172**, 125-38

CUILLE, J., et al.
La maladie dite tremblante du mouton est-elle inoculable ?.
C.R. Acad. Sci. Paris, 1936, **203**, 1552-1554.

DETWILER L.A., BAYLIS M.
Epidemiology of scrapie.
Revue scientifique et technique de l'OIE, 2003, **22**, 121-143.

DICKINSON, A. G.,
Scrapie in sheep and goats,
*Front Bi*ol , 1976, **44**, 209-41

DORMONT. D.,
Nature and physicochemical and biological properties of non conventional transmissible agents or prions : consequences for public health,
Pathol Biol, 1995, **43**, 2, 124-136.

ELSEN J.M., AMIGUES Y. *et al.*,
Genetic susceptibility and transmission factors in scrapie : detailed analysis of an epidemic in a closed flock of Romanov
Arch Virol, 1999, **144** (3), 431-445

ELSEN J.M., BA RILLET F. *et al.*,
Génétique de la sensibilité à la tremblante des ovins
Bull GTV, 2002, **13**, 49-54

FEDIAEVSKY, A., et al.,
Tremblante atypique: chemin vers une caractérisation.
Le Point Vétérinaire, 2007, **280**, 23-26.

FRASER, H., DICKINSON, A. G.,
Scrapie in mice. Agent-strain differences in the distribution and intensity of grey matter vacuolation,
J Comp Pathol , 1973, **83**, 29-40.

GIBBS, C.J., et al.,
Unusual resistance to ionizing radiation of the viruses of kuru, Creutzfeldt-Jacob disease, and scrapie.
Proc Natl Acad Sci, 1978, **75**, 12, 6268-6270

GOLDMAN W., HUNTER N. *et al.*,
PrP genotypes and agent effects in scrapie : change in allelic interaction with different isolates of agent in sheep, a natural host of scrapie
J Gen Virol, 1994, **75**, 989-995

GROSCHUP M.H., LACROUX C., *et al.*,
Classic scrapie in sheep with the ARR/ARR prion genotype in Germany and France
Emerg Infect Dis, 2007, **13** (8), 1201-1207

HUNTER, N.n et al.,
Transmission of prion diseases by blood transfusion.
J. Gen. Virol., 2002, **83**, 2897-2905

KASCSAK, R.J., et al.,
Mouse polyclonal and monoclonal antibody to scrapie-associated fibril proteins,
J Virol, 1987, **61**, 12, 3688-3693

KIMBERLIN R.H., WALKER C.A.,
Pathogenesis of mouse scrapie : evidence for neural spread of infection to the CNS

J Gen Virol, 1980, **51** (Pt 1), 183-187

KIMBERLIN R.H., et al,
Temporary and permanent modifications to a single strain of mouse scrapie on transmission to rats and hamsters
J. gen. Virol, 1987, **68**, 1875-1881

KONOLD T., MOORE S. J. *et al.*,
Evidence of scrapie transmission via milk
BMC Vet Res, 2008, **4**, 14

LACROUX, C., et al.,
Dynamics and genetics of PrPSc placental accumulation in sheep.
J Gen Virol, 2007, **88**, (Pt 3), 1056-1061

LACROUX C., SIMONS S., *et al.*,
Prions in milk from ewes incubating natural scrapie
PLoS Pathog, 2008, **4** (12, e1000238)

LANTIER F., et al.,
Génétique des encéphalopathies spongiformes animales.
Médecine des Maladies Infectieuses, 1995, **25**, 259-263.

LATAREGET, R., et al.,
Inactivation of the scrapie agent by near monochromatic ultraviolet light.
Nature, 1970, **227**, 265, 1341-3

MANUELIDIS, L.,
The dimensions of Creutzfeld-Jacob disease.
Transfusion, 1994, **34**, 10, 915-928.

MEYER, R. K., et al.,
Separation and properties of cellular and scrapie prions proteins,
Proc Natl Acad Sci USA, 1986, **83**, 8, 2310-4

POCCHIARI, M.
Prions and related neurological diseases.
Mol Aspects Med, 1994, **15**, 3, 195-291

PORTER, D.D., et al.,
Failure to demonstrate a humoral immune response to scrapie infection in mice.
J Immunol, 1973, **111**, 5, 1407-1410.

PRUSINER, S. B.,
Novel proteinaceous infectious particles cause scrapie,
Science, 1982, **216**, 136-144.

SCHELCHER, F., et al.,
La tremblante des petits ruminants.
Le Point Vétérinaire, 2002, **33** (pathologie ovine et caprine), 58-62

SCHELCHER, F., et al.,
La tremblante des petits ruminants : diagnostic.
Bull G.T.V., 2002, **13**, 113-118

SCHELCHER, F., et al.,
La tremblante des petits ruminants : modalités de transmission chez les ovins
Bull G.T.V., 2002, **13**, 113-118

TAYLOR, D. M., et al.,
Decontamination studies with the agents of bovine spongiform encephalopathy and
scrapie.
Arch Virol, 1994, **139**, 3-4, 313-326.

Wikipédia le 02.06.2010 :

http://fr.wikipedia.org/wiki/Spectrom%C3%A9trie_de_masse

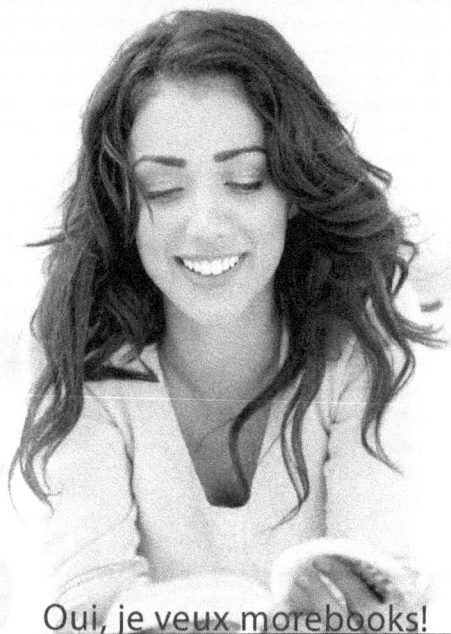

www.ingramcontent.com/pod-product-compliance
Lightning Source LLC
Chambersburg PA
CBHW020312220326
41598CB00017BA/1543